U0352992

记忆的秘密

——认知神经科学的解释

［美］斯科特·D. 斯劳尼克　著

欣　枚　译

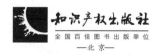

全国百佳图书出版单位

——北京——

图书在版编目（CIP）数据

记忆的秘密：认知神经科学的解释/［美］斯科特·D. 斯劳尼克（Scott D. Slotnick）著；欣枚译. —北京：知识产权出版社，2019.6
（脑科学新知译丛. 第2辑）
书名原文：Cognitive Neuroscience of Memory
ISBN 978-7-5130-6620-4

Ⅰ.①记… Ⅱ.①斯… ②欣… Ⅲ.①记忆—人体生理学—研究 Ⅳ.①R338.64

中国版本图书馆 CIP 数据核字（2019）第 263201 号

责任编辑：常玉轩	责任校对：王 岩
封面设计：陶建胜	责任印制：刘译文

记忆的秘密：认知神经科学的解释
［美］斯科特·D. 斯劳尼克 著
欣 枚 译

出版发行：**知识产权出版社**有限责任公司	网 址：http：//www.ipph.cn
社 址：北京市海淀区气象路 50 号院	邮 编：100081
责编电话：010-82000860 转 8572	责编邮箱：changyuxuan08@163.com
发行电话：010-82000860 转 8101/8102	发行传真：010-82000893/82005070/82000270
印 刷：三河市国英印务有限公司	经 销：各大网上书店、新华书店及相关专业书店
开 本：880mm×1230mm 1/32	印 张：9.25
版 次：2019 年 6 月第 1 版	印 次：2019 年 6 月第 1 次印刷
字 数：222 千字	定 价：65.00 元
ISBN 978-7-5130-6620-4	
版权登记号：01-2019-6987	

出版权专有 侵权必究
如有印装质量问题，本社负责调换。

本书献给我无与伦比的女儿索尼娅（Sonya），在过去的 12 年里，她主宰了我的海马尖波涟漪。

关于这个问题⋯⋯记忆或回忆是什么⋯⋯这是对表现的陈述，与表现的相似性相关。至于下面这个问题，我们记忆中的哪种能力是哪种功能⋯⋯它是感知觉能力的功能，即，我们借这种能力以感知时间。

（亚里士多德，公元前 350 年，1941，p. 611）

前　言

　　人类的大脑和记忆是两个最复杂、最迷人的系统。近 20 年来，记忆的认知神经科学随着各种技术的发展而茁壮成长，这些技术拥有高空间分辨率和高时间分辨率，能够非侵入性地测量人类大脑的激活。

　　这是一本对记忆的认知神经科学做全面论述的书，与三种其他类型的书相关。第一种，认知心理学或认知方面的教科书，对记忆的认知心理学做全面概述，因此只考虑了记忆的认知神经科学的一小部分工作；第二种，认知神经科学的教科书，对整个领域做全面概述，也只关注记忆的一小部分工作；第三种，更多关于记忆的专业书籍，聚焦于认知心理学、行为神经科学或记忆的计算机建模，而不是记忆的认知神经科学。

　　本书强调大脑的时间加工。认知神经学家主要使用功能性磁共振成像（fMRI）识别与认知过程相关的各脑区。虽然 fMRI 具有出色的空间分辨率，但该方法几乎无法提供有关激活脑区的时间信息或有关不同脑区间交互作用方式的信息。通过强调脑加工的空间和时间两个方面，本书对记忆的认知神经科学提供完整概述，旨在指导记忆研究的未来发展。

　　本书每章的可读性都很强，内容包括背景信息和很多插图。争议话题的讨论贯穿全书。最流行的观点常受质疑，而不是像绝大多数教科书所做的那样，简单地假定一些结论是正确的。本书以此方式将科学描述为开放的、可质疑的、不断发展的、激动人心的。

本书的读者是受过教育、对记忆的认知神经科学感兴趣的非专业人士，以及本科生、研究生、有兴趣于记忆这一主题的最新全面论述的科学家。每一章都包括学习目标、概述、关键主题论述、小结、问题回顾、推荐的科学论文。对于学院和大学，本书可作为低阶课程的补充教材（讲师渴望全面了解该主题）或作为中阶或高阶本科课程或研究生讨论课的主教材（讲师授课、学生演讲、推荐科学论文的讨论）。

很多人的参与大大提高了本书的质量。首先，我要感谢我的编辑马修·班纳特（Matthew Bennet），没有他的远见、指导和支持，本书不会出版。我很感激杰西卡·卡兰尼（Jessica Karanian）和布列塔尼·杰（Brittany Jeye）这两位评论者，他们为全书提供了宝贵的意见和建议。我感谢伊丽莎白·蔡（Elizabeth Chua）对整本书的专业评论和对经颅直流电刺激部分的专业评论（并提供了说明该技术的照片），以及劳伦·毛（Lauren Moo）对外显记忆和疾病章节的深刻评论。最后，我要感谢杰奎琳·弗兰奇（Jacqueline French）专业的审稿，感谢剑桥大学出版社（Cambridge University Press）所有的专业人士，包括瓦莱丽·阿普尔比（Valerie Appleby）、布里达·雷耶斯（Brianda Reyes）、斯里拉克希米·戈比达斯（Srilakshmi Gobidass）、玛丽·威廉姆斯－史密斯（Maree Williams-Smith），他们使本书顺利制作完成。

目　录

第1章 记忆类型与感兴趣脑区

学习目标

- 理解各记忆类型。
- 列示与记忆相关联的脑区。
- 描述切除内侧颞叶（medial temporal lobe）的影响。
- 明确大脑中的视觉感觉区域。
- 识别大脑中的控制区域。

记忆使我们能够拥有技能、与他人沟通交流、做出明智决定、记住我们爱的人、清楚我们是谁。尽管针对人类记忆的研究已持续长达两千多年（始自亚里士多德，公元前350年），但记忆的**认知神经科学**（**cognitive neuroscience**）研究还只是近二十年的事。

本章第1.1节简要概述认知神经科学，认知神经学家采用非侵入技术追踪人类大脑的功能。第1.2节详细介绍四种不同类型的记忆。第1.3节提供人类大脑解剖知识概览，回顾常见的解剖特征并详述解剖结构，如额叶（frontal lobe）、顶叶（parietal lobe）、颞叶（temporal lobe）、枕叶（occipital lobe）。第1.4节强调内侧颞叶对记忆的重要性，20世纪50年代，一位不幸的人被手术切除了该区域，从而发现了内侧颞叶。第1.5节概述大脑各感觉区域，比如和视觉听觉感知关联的脑区。人们想起一些细节信息，如上次度假时住过的房间时，大脑相应的感觉区域会重新激活。第 1.6 节关注控制记忆提取的脑区，包括部分额叶皮层、顶叶皮层、内侧颞叶。最后，第 1.7 节介绍本书的组织结构。

本书将探讨与不同类型记忆相关的脑区，并详细描述这些区域的活动是如何随时间变化而变化的。回顾完记忆的认知神经科学研究依据后，最后一章讨论记忆研究的未来发展。近十年来，人们在理解人类记忆的脑机制方面取得了长足进步，但仍有很多需要学习的地方，未来十年必将更加引人入胜。

1.1 认知神经科学

认知心理学（cognitive psychology）是研究"人类"各种心理过程的科学，比如感知觉、注意、想象、记忆、语言、决策。认知心理学家通过确定能够区分不同过程的各种行为测量方法（如准确性或反应时间，见第 2 章），将这些基本过程细分为更具体的过程。**行为神经科学**（behavioral neuroscience）是研究"动物"行为的脑机制的科学（见第 10 章）。行为神经学家使用的侵入式方法只能用于非人类动物，但他们最终感兴趣的是如何运用他们的研究成果来帮助理解人类大脑的运转。如图 1.1 所示，认知神经科学是认知心理学和行为神经科学的交集，是研究人类心智加工的脑机制的科学。在深入探究与记忆相关的各脑区前，需要定义记忆的各特定类型。

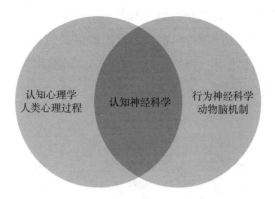

图 1.1　认知心理学、认知神经科学、
行为神经科学三个不同领域间的关系

1.2　记忆类型

日常生活中，"记忆"这个词通常指的是有意识地回忆与自己以前经历相关的信息，比如在阳光明媚的某天，某人离家前忘记戴太阳镜了。然而，认知神经科学所研究的记忆类型有很多种。为了合理地组织本书详述的各种科学发现，有必要了解每种类型的记忆，以及不同类型记忆间的关系。

图 1.2 展示了不同类型的记忆及相互间的关系。这么多的记忆类型可能会让人望而却步，但一些主要区别可将这些记忆类型分成六对（图中每对列在同一水平线上）。事实上，几乎所有的记忆类型都成对出现，这表明记忆领域的科学家偏好二分法。本节将简要描述每种记忆类型，以及它与其成对类型的区别，更深入详细的内容将在本书相关章节阐释。

第一对记忆类型是**外显记忆（explicit memory）**和**内隐记忆（implicit memory）**，分别指有意识的记忆和无意识的记忆。换言之，每种形式的外显记忆都与有意识的经验（conscious experi-ence）相关联，指的是与以前经历有关的信息的意识；反之，每种形式的内隐记忆都与意识经验少有关联。外显记忆有很多种类型，下面会一一描述。

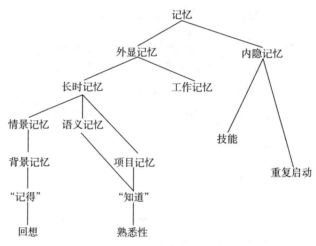

图 1.2　不同记忆类型的组织结构

技能是一种内隐记忆。学会一项技能后，该技能的表现反映无意识记忆。例如，人们学会骑自行车后，他们不会想着踩脚踏板、把握方向、刹车、保持平衡。相反，他们的意识经验受他们要去的地方或随便什么碰巧想到的事情所支配。**重复启动**（rep-etition priming）是另一种内隐记忆，指重复某项目时，其加工过程会更高效、更流畅。例如，某商业电视广告重播时，其信息加工更高效（人们购物时若再次看到广告中的商品，则内隐记忆可能会增加购买的机会）。技能学习可假定基于重复启动（即，多次练习可提高加工效率），说明这些类型的内隐记忆并非各自独立存在。

其余的各种记忆类型属外显记忆。第二对记忆类型是**长时记忆**（**long-term memory**）和**工作记忆**（**working memory**），工作记忆也称为**短时记忆**（**short-term memory**）。首先详述一个典型的外显记忆实验，以帮助区分长时记忆和工作记忆。在长时记忆和工作记忆范式学习阶段，会呈现单词或对象这样的项目。学习阶段之后有一个延迟期，可以持续一段时间，时间长短可不同。在测试阶段，会呈现来自学习阶段的旧项目及新项目，受试者对每一项做出"新/旧"判断，这称为**新/旧识别**（**old-new recognition**）。对旧项目做出"旧"的反应比例大于对新项目做出"旧"的反应则为正确记忆（accurate memory），长时记忆和工作记忆的区别在于在延迟期内是否能保持信息。在长时记忆实验中，通常在学习阶段有很多项目，而且延迟期相对较长（如，几分钟到几小时，所以叫"长时"记忆）。在延迟期，受试者不主动在大脑中保持学习阶段的信息。在工作记忆实验中，通常学习阶段的项目不多，延迟期也只有几秒，要求受试者主动在大脑中保持学习阶段的信息（在延迟期内工作，所以叫"工作"记忆）。虽然外显记忆包括长时记忆和工作记忆两种，但它通常用来专指长时记忆。本书中，术语的使用以本节提供的定义为依据。

　　第三对记忆类型是**情景记忆**（**episodic memory**）和**语义记忆**（**semantic memory**）。情景记忆指提取以前情景的细节内容，如发生的事件、地点、时间。例如，人们记得最后一次见到父母的情景，这就是情景记忆。语义记忆指提取事实信息，这些信息是在很长的一段时期内学到的，通常有好几年，比如单词的定义。语义记忆不涉及关于以前学习情景的任何记忆。例如，"帆船"这个单词的定义只是简单地出现在大脑中，而不必回想什么时候学习了它的含义。若有任何信息提取自先前的经验，则其构成情景记忆而非语义记忆。如上所述，认知神经科学的长时记忆实验一般包括学习阶段、延迟阶段、测试阶段。虽然语义记忆是一种长时记忆，但它通常超过一年方能获得，这使得语义记忆具有独特性，并且与语言加工相关（见第8章）。就这点而论，除非特别说明，本书中使用的"长时记忆"这个术语将指除语义记忆之外的所有长时记忆类型。

第四对记忆类型是**背景记忆**（**context memory**）和**项目记忆**（**item memory**）。这两个术语很明确，就是指竞赛记忆实验中作用不同的记忆种类。这类实验的学习阶段有两个背景，项目呈现在其中之一上，比如屏幕的左边或右边、红色或绿色。测试阶段呈现旧项目和新项目，受试者对每个项目做新/旧识别判断，对于归类为"旧"的项目，还要判断是"背景1"还是"背景2"（如，"左边"或"右边"）。值得注意的是，第二个判断基于对之前背景信息的**回忆**（**recall**）而非识别（recognition），这几乎总是作为背景记忆判断的案例。回忆是指基于关联记忆线索的信息提取（如，回忆一个旧项目的背景）。项目记忆指的是对旧项目与新项目的准确识别，而背景记忆指的是对背景信息的准确提取。背景记忆也称**来源记忆**（**source memory**），因为特定的背景也可认为是一种信息来源。此外，**联想记忆**（**associative memory**）指对两个项目间关联的记忆，与背景记忆类似，一个项目可被认为是另一个项目的背景。

第五对记忆类型是"**记得**"（**remembering**）和"**知道**"（**knowing**）。"记得"是指与细节提取对应的主观经验（subjective experience），而"知道"是指与非细节提取对应的主观经验。围绕这些术语及反映主观经验（如，"旧"和"新"）的其他行为的讨论将贯穿本书。"记得"与从以往经验提取细节的主观心理经验相对应，比如人们回忆他们在停车场的停车位置。若从以往经验回忆起任何细节，这就构成了"记得"。"知道"定义为对以往经验的非细节记忆，比如人们深信自己曾见过某人，但是不确定何时何地见过。"记得"通常假定与背景记忆相关，因为研究认为其发生于背景信息提取之时。"知道"一般假定与项目记忆和语义记忆相关，所以这些记忆在图中是用线连在一起的。

第六对也是最后一对记忆类型是**回想（recollection）**和**熟悉性（familiarity）**。术语"回想"和"熟悉性"可指这两种记忆的数学模型（Slotnick & Dodson，2005；Wixted，2007），但更普遍的是，前者指细节记忆（detailed memory）的所有形式（即，情景记忆、背景记忆、"记得"），后者指非细节记忆（non-detailed memory）的所有形式（即，语义记忆、项目记忆、"知道"）。将背景记忆和项目记忆看作任务表现的度量、"记得"和"知道"是主观经验的度量、回想和熟悉性是描述强记忆（strong memory）和弱记忆（weak memory）的通用术语，这样可能是有用的。

恩德尔·托尔文（Endel Tulving）是知名认知心理学家和认知神经学家，他的一篇经典论文中假设"记得"和"知道"之间有差别（Tulving，1985），该假设来源于科学证据，这在一定程度上基于一位脑损伤患者的状况，该患者对过去没有细节记忆（即，他不能"记得"），但能够定义单词。

托尔文假说也基于**内省（introspection）**，这是一个新奇的建议，通篇论文清楚表明，他的论点既建立在个人反思上，也建立在证据基础上。正如专栏 1.1 中所讨论的，内省是科学家理解心智加工非常有效的方法。

托尔文用**行为实验（behavioral experiments）**来测试这个假

设，即"记得"反应和"知道"反应有差别。在一个实验中，学习阶段呈现若干单词，然后在测试阶段呈现旧单词和新单词，受试者做新/旧识别判断。对正确归类为"旧"的旧项目，受试者也做"记得/知道"判断和信心评级判断（confidence-rating judgment）（范围为 1～3，分别对应低度自信、中度自信、高度自信）。如图 1.3 所示，"记得"反应的概率随信心的增强而增加，而"知道"反应的概率则在中度自信级别（confidence ratings）达到最高值。这些不同的反应状况提供了行为依据来支持托尔文的假说，即，"记得"和"知道"是不同类型的记忆。随后的大量研究结果表明，"记得"和"知道"所关联的脑区也有所不同（见第 3 章）。

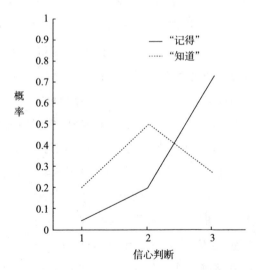

图 1.3 "记得"和"知道"是不同类型的记忆

专栏 1.1：内省的力量

　　威廉·詹姆斯（William James）被称为美国心理学之父，他将内省定义为"审视我们自己的思想并报告我们的思考所得"（James，1890，p. 185）。从根本上来说，内省就是你对自己心理过程的检查。研究证明，内省在认知心理学和认知神经科学中的作用不可估量，而且可用于预测在特定任务中哪种/哪些类型的记忆会起作用。内省也可用于确定哪种/哪些类型的记忆有可能与某特定事件相关联。举例而言，项目记忆是一种长时记忆，通常假定其反映"知道"或熟悉性（见图 1.2）。然而，项目记忆也可以有细节，这意味着该事件类型也可以与"记得"或回想相关联（说明图 1.2 中的二分法并不是固定的）。尽管内省有潜在的力量，但它也可能导致出现问题。它基于个人经验，内省时可能会贬低他人的经验或实验结果。因此，在实践中，预测特定任务或事件中涉及的记忆类型，需在内省、洞察他人、数据三者间寻求平衡。

1.3　大脑解剖结构

　　大脑由枕叶、颞叶、顶叶、额叶组成。每个脑叶的皮层表面都有灰质，主要由细胞体组成；皮层表面下面是白质，主要由连接不同皮层区域的细胞轴突组成。枕叶与视觉加工有关，颞叶与视觉和语言加工有关，顶叶与视觉加工和注意有关，额叶与很多认知过程有关。超过一半的人脑与视觉加工相关联，这说明我们是视觉动物，这也是绝大多数记忆研究使用视觉项目作为刺激的原因（如，书面文字或物体图片）。

图1.4显示了与记忆相关的大脑区域，包括枕叶皮层、颞叶皮层、顶叶皮层、背外侧前额叶皮层、内侧颞叶。皮层折叠成突出的脑回（显示为浅灰色）和凹进的脑沟（显示为深灰色）。图1.4A显示的是**侧视图**（**lateral view**），就像从侧面观察大脑。**上视图**（**superior view**）和**下视图**（**inferior view**）分别指从正上方（即鸟瞰图）和正下方（即仰视图）观察大脑。图1.4B显示的是**冠状视图**（**coronal view**），就像观察与脸部大致平行的大脑薄切片（图1.4A中垂直虚线所指）。图1.4C显示的是**轴向视图**（**axial view**），就像观察与耳朵和鼻子大致平行的大脑薄切片（图1.4A中水平虚线所指），枕极向左。每个半球的**内侧颞叶**（**medial temporal lobe**）由海马（图1.4B中标识）和紧贴着的大脑皮层组成。**背外侧前额叶皮层**（**dorsolateral prefrontal cortex**）（如图1.4A和1.4C所示）是额叶皮层的很大一部分，由背外侧皮层表面组成，这是运动加工区的前部，运动加工区位于后额叶皮层（在下一段中描述）。认知神经科学的脑激活结果通常显示在皮层表面（比如图1.4A）和/或穿过皮层的切片上（比如图1.4B和1.4C）。

在学术文章中，比如本书每章末尾的延伸阅读，脑激活几乎总是定位于特定的脑回或脑沟。图1.5显示了与记忆领域有特定关联的脑回和脑沟的名称。因为两个半球组织结构相同，所以只显示了左半球。很多名字都很简单易懂，比如额上回（superior frontal gyrus）、额中回（middle frontal gyrus）、额下回（inferior frontal gyrus），指它们各自的空间位置（即，额叶的上、中、下部分）。请注意，额上沟（superior frontal sulcus）位于额上回和额中回之间，额下沟（inferiorfrontal sulcus）位于额中回和额下回

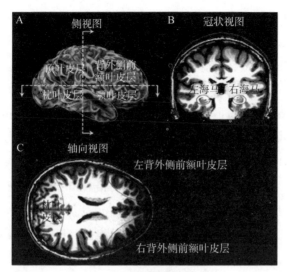

图 1.4 与记忆相关的各脑区

每个区域都显示在椭圆形圈内并有文字标注。（A）右半球的侧视图，枕极向左。本图及随后的图中，皮层表面的脑回和脑沟分别以浅灰色和深灰色显示。（B）对应侧视图中垂直虚线所指位置的冠状视图。（C）对应侧视图中水平虚线所指位置的轴向视图。

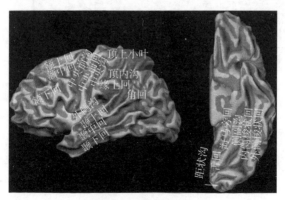

图 1.5 脑回和脑沟

图左，左半球的侧视图（枕极向右）。图右，左半球的下视图（枕极在底部）。

之间。中央沟（central sulcus）将额叶和顶叶分隔开。后额叶皮层（posterior frontal cortex）中的运动加工区包括中央沟的前束（anterior bank）、中央前回（precentral gyrus）、中央前沟（precentral sulcus）。顶下小叶（inferior parietal lobule）位于顶内沟（intraparietalsulcus）的正下方，由缘上回（supramarginal gyrus）和角回（angular gyrus）组成。外侧沟（lateral sulcus）也称为塞尔维氏裂（Sylvian fissure）。第一个视觉感觉加工区域，即V1，位于距状沟（calcarine sulcus）内，距状沟沿枕叶的内侧面（medial surface）中间延伸（内侧面是大脑中平坦的部分，其在图中沿下视图的左边向右显示）。与此相关，**内视图**（**medial view**）是指从侧视图的相反方向观察大脑半球。

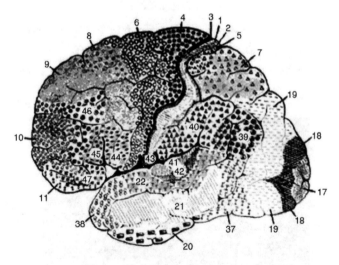

图1.6 布鲁德曼皮层分区图（1909）
左半球，标注了各布鲁德曼区（侧视图，枕极向右）。

脑激活也常常定位于特定的**布鲁德曼区**（**Brodmann area, BA**）。图1.6显示的是布鲁德曼皮层分区图。科比尼安·布鲁德曼（Korbinian Brodmann）在一个多世纪前根据每个区域中不同的解剖学特征（比如细胞形状、分层、密度）创建了这张图（Brodmann，1909）。这种解剖结构的差异可假定反映了功能的差异，这意味着每个布鲁德曼区可能与某特定的认知过程相关联。现实中，脑加工过程非常复杂，每个脑区与多个认知过程相关，而每个认知过程中都有多个脑区在交互作用（见第 11 章）。但是，每个脑区仍然有一定程度的功能专用化。布鲁德曼区图与脑回/脑沟图之间有一些共同的区域。BA17 和 V1 相同，位于距状沟中。BA39 和 BA40 分别对应角回和缘上回。BA7 的外侧部分（即，图中可以看到的部分）对应顶上小叶。BA7 的内侧部分（即，图中无法看到的部分）对应楔前叶（precuneus）。顶上小叶和楔前叶都与记忆有关。BA4 和 BA6 是运动加工区。

　　所有的科学研究都记录了脑回/脑沟以及布鲁德曼区与每个脑激活相关。尽管本书中没有强调这一层次的解剖细节，但在延伸阅读文章中有非常具体的研究结果。脑回/脑沟图和布鲁德曼区图（图 1.5 和 1.6）可根据需要引用。

1.4　海马和长时记忆

　　20 世纪 50 年代，为了缓解一位 29 岁名叫亨利·莫莱森（Henry Molaison）患者的癫痫发作，医生做了一个激进的外科手术，直到最近，他都被称为"患者 H. M."（Scoville & Milner，1957）。如图 1.7 所示，该患者的海马及周围的皮层区域被切除。内侧颞叶在一个半球中完整显示，以指明在另一个半球切除的区域，但其实两个半球内的内侧颞叶都被切除了。

　　手术并没有影响他的智力和人格，但却导致了严重的长时记忆障碍，这称为**失忆症（amnesia）**（语义记忆完好无损，见本章第二部分）。特别是手术前几年发生的事情他也几乎不记得了（即，**逆行性失忆症（retrograde amnesia）**），对手术后发生的事情也无记忆（即，**顺行性失忆症（anterograde amnesia）**），但对早期事件的记忆似乎正常。例如，手术前 10 个月，他和家人搬入了一幢新房子，离旧房子有几个街区远。手术后，他记不得新地址，找不到去新家的路，也不知道新家中的物品都放在哪里（比如，他不知道割草机放在哪里，即便前一天刚用过）。他对读过的杂志也不记得，所以会反复阅读同样的文章。他会吃午餐，但半小时后就不记得自己已经吃过了。尽管有严重的长时记忆障碍，他的工作记忆好像未受损伤。只要他不分心，就能把一对单词或三位数的数字记住几分钟。这些结果表明，海马及其周围皮层区域对长时记忆至关重要，本书中会有大量的研究发现支持这一论点。

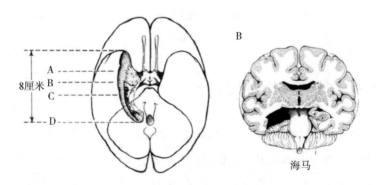

图 1.7 患者 H. M. 被切除内侧颞叶

图左，大脑下视图指明被切除的内侧颞叶的空间范围（8 厘米）（阴影区域，枕极在底部）。图右，冠状视图，对应左边标有 **B** 的虚线所指部分。右边标记了海马，左边是被切除的内侧颞叶区域，包括海马和周围的皮层（黑色）。病人的两边内侧颞叶都被切除了。

长时记忆一般指对先前已存信息的提取。然而，长时记忆的关键阶段包括编码、存储、提取。海马与长时记忆的编码和提取都有关联（见第 3 章）。长时记忆的存储取决于一个称为**记忆巩固**（**memory consolidation**）的过程，它指的是各脑区中的变化，包括海马、相关长时记忆（见第 3 章）。因此，长时记忆的三个阶段都依赖于海马。

1.5 感觉区域

如果人们回忆前一天晚餐吃过的东西，他们几乎肯定对食物的样子有视觉体验。这种主观经验支持**感觉重激活假说**（**sensory reactivation hypothesis**），即对某一事件的记忆可以激活与该事件相关感知有关联的相同脑区。这些感觉记忆效应反映**记忆内容**（**contents of memory**）（如，对视觉体验的记忆包含视觉信息）。在讨论记忆研究中支持感觉重激活假说的证据之前，我们将简单回顾大脑中与视觉加工、语言/听觉加工、运动加工、嗅觉加工相关的感觉区域。考虑到几乎所有的记忆研究都采用视觉刺激，本书将重点论述大脑视觉感觉脑区。

图 1.8 显示了与视觉感知相关联的脑区。人们感知到一个物体时，第一个视觉皮层区域称为 V1 或**纹状皮层**（**striate cortex**），在大脑的后部，会加工该物体的一些特征，包括形状、颜色、位置、运动状况。这个区域被染色后呈条纹状，所以称纹状皮层。之后，大脑前部更多的一些区域会继续加工该物体，称为**纹外皮层**（**extrastriate cortex**），这样取名是因为这些区域是纹状皮层以外的相关区域。

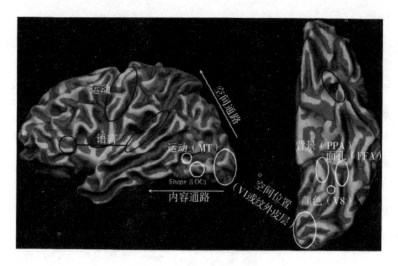

图 1.8　感兴趣的感觉脑区

图左，左半球的侧视图（枕极向右），图右，左半球的下视图（枕极在底部）。根据加工类型标注各视觉感觉区域（圆括号中是每个区域的名称）。箭头指明了空间通路和内容通路。非视觉感觉区域也有说明和标注。

在 V1、纹外皮层、更多的前视觉皮层区域中的加工过程之间有广泛的区别，即更多的**腹侧**（**ventral**）视觉区域（朝向大脑底部）与加工对象识别相关，更多的**背侧**（**dorsal**）视觉区域（朝向大脑顶部）与加工对象位置相关。因此，从 V1 到腹侧纹外皮层到腹侧颞叶皮层的视觉加工区域称为**内容通路**（**what pathway**），从 V1 到背侧纹外皮层到顶叶皮层称为**空间通路**（**where pathway**）。这些通路本质上也是分级的，较低水平的加工出现在早期视觉区域，比如 V1；较高水平的加工出现在晚期视觉区域，比如更多的前腹侧颞叶皮层（Felleman & Van Essen，1991）。

V1 和纹外皮层是左右相反的，这样，在**左视野**（**left visual**

field）（即，左边空间）中的对象由右半球中的 V1 和纹外皮层加工，而在**右视野**（**right visualfield**）（即，右边空间）中的对象则由左半球中的 V1 和纹外皮层加工。将左视野和右视野分别映射到右侧早期视觉区域和左侧早期视觉区域称为**对侧视觉加工**（**contralateral visual processing**）。纹外皮层包括专门加工不同视觉特征的区域。与加工形状相关的区域称为**侧枕联合区**（**lateraloccipital complex**）（LOC），第八个视觉区称为 **V8**，与颜色加工相关，还有一个与加工运动相关的区域称为 **MT**。这个区以猴子的颞中区（middle temporal area）命名，即使其在人脑中位置不同，也使用相同的标注。

　　更复杂的对象加工发生在更多的前腹侧视觉加工区域中。这包括一个加工面部的区域称为**梭状回面孔区**（**fusiform face area**）（FFA，在梭状回中），一个加工背景的区域称为**海马旁回位置区**（**parahippocampal place area**）（PPA），在海马旁回中，会因视觉背景刺激而激活，如位置或场景。应该强调的是，尽管有些区域专门加工特定的特征或刺激，但这并不意味着仅仅这些区域与这种加工相关联。例如，虽然 FFA 是面部加工区域，但大脑中至少有 11 个面部加工区域（Slotnick & White，2013，见第 11 章）。这说明对象是通过跨越很多视觉区域的激活模式来呈现在大脑中的（Haxby et al.，2001），而不是只在一个视觉区域内激活。认知神经科学领域中的一个主要问题在于有一个流行的观点，即一个脑区与一个认知过程相关联，但这个过于简单化的观点从来都是错误的（见第 11 章）。图 1.8 还显示了与语言加工、运动加工、嗅觉加工相关的脑区。语言加工包括听觉/声音加工（图中更靠后部的区域）、词汇理解、词汇产出（见第 8 章）。

　　有大量的研究支持记忆感觉重激活假说（Slotnick，2004b）。

很多信息的记忆，如视觉信息、语言信息（即，声音或文字）、运动信息（即，动作）、嗅觉信息（即，气味），会重新激活对应的大脑中的感觉区域。在视觉加工区域中，也有证据显示，对面部和房屋的记忆会分别激活 FFA 和 PPA。近十年来，也有很多证据说明，对特定特征的记忆会激活相应的特征加工脑区。对形状的记忆会激活 LOC（Karanian & Slotnick，2015），对颜色的记忆会激活 V8（Slotnick，2009a），对在左视野或右视野中的项目的记忆会激活对侧半球中的纹外皮层（Slotnick & Schacter，2006；Slotnick，2009b），对运动的记忆会激活 MT 区（Slotnick & Thakral，2011）。

一项**功能性磁共振成像**（**functional magnetic resonance imaging**）（fMRI）研究比较了与回忆对象和回忆声音有关的感觉激活（Wheeler & Buckner，2000）。正如将在第 2 章中要讨论的，fMRI 测量激活脑区的血流增加。在这一点上需要知道的是，fMRI 可用于识别大脑中与特定认知过程相关的特定区域。在学习阶段，受试者看到对象的图片（如，一只狗）或听到对象的声音（如，火车的声音），以及对应的单词标签（如，"狗"或"火车"）。在测试阶段，之前的单词标签呈现，要求受试者回忆对应的项目先前是否曾"看到"或"听到"。

图 1.9A 显示与图片感知相关的纹外皮层中的 fMRI 激活，图 1.9B 显示与图片回忆相关的纹外皮层中的 fMRI 激活。图 1.9C 显示与声音感知相关的听觉加工皮层中的 fMRI 激活，图 1.9D 显示与声音回忆相关的听觉加工皮层中的 fMRI 激活。这些研究结果说明，图片记忆和声音记忆分别重新激活了与图片感知和声音感知相关的相同区域。值得注意的是，与记忆相关的激活空间范围比与感知相关的激活空间范围要小得多。这是因为，与记忆相关的主观经验并不像与感知相关的主观经验那样有更多的细节。

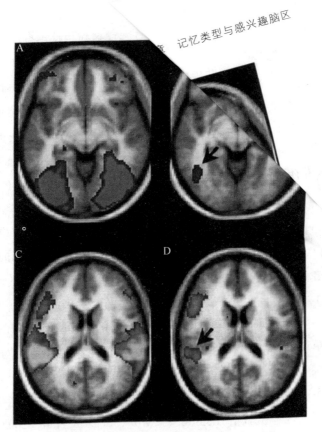

图 1.9　与感知和记忆相关的感觉 fMRI 激活

（A）与视觉感知相关的 fMRI 激活（轴向视图，枕极在底部）。（B）与视觉记忆相关的 fMRI 激活（箭头所指为纹外皮层）。（C）与声音感知相关的 fMRI 激活。（D）与声音记忆相关的 fMRI 激活（箭头所指为听觉感觉皮层）。

1.6　控制区域

控制区域引导外显记忆的构建。与记忆控制相关的两个区域

19

记忆的秘密：认知叶皮层。这些区域在记忆中调节不同的
是背外侧前额 ，背外侧前额叶皮层参与记忆选择，顶叶
功能。例如 注意（见第 3 章和第 8 章）。内侧颞叶包括
皮层参与 节中讨论过）也被认为是控制区域（见第 3
海马 域调制感觉区域中的激活时，有时称为**自上而下的**
章）。 （**top-down interaction**）。

交互 一项旨在识别与记忆控制相关的脑区的 fMRI 研究（Wheel-
& Buckner，2003）。在 1.5 节末尾描述了类似的范式。学习阶段
呈现单词标签，紧接着的是对应的图片和声音，这些项目呈现 1 次
或 20 次。测试阶段呈现来自学习阶段的旧单词标签或新单词标签，
受试者做"看到/听到/新"识别判断。可以假定，识别学习阶段
出现 1 次的项目比识别出现 20 次的项目需要更多的控制（因为对
出现很多次的项目的提取是一个相对自动的过程）。比较出现 1 次
的旧单词标签和出现 20 次的旧单词标签在背外侧前额叶皮层和顶
叶皮层中产生的激活，可说明这些区域与记忆控制相关。

另一项 fMRI 研究评估了项目记忆和背景/来源记忆是否在
不同的脑区产生激活（Slotnick，Moo，Segal & Hart，2003）。该
项研究强调用于分离这些记忆类型的比较方法，并阐明了对应的
各控制区域。

如图 1.10A 所示，图上，项目记忆和来源记忆的学习阶段，
在受试者的左视野或右视野呈现抽象形状，并要求受试者记住每
个形状及其空间位置。采用抽象形状来最小化语言/言语加工策
略。图左下，项目记忆的测试阶段，新旧项目呈现在屏幕中央，
受试者做新/旧识别判断。图右下，来源记忆的测试阶段，旧形
状呈现在屏幕中央，受试者回忆每个项目先前出现在"右"还
是"左"。

　　为了分离与项目记忆相关的脑激活，在所有脑区中，将与正确归类为"新"（即，**正确拒绝（correct rejections）**）的新形状相关的脑激活强度减去与正确归类为"旧"（即，**旧命中（old-hits）**）的旧形状相关的脑激活强度。也就是说，反映项目记忆的旧命中与新正确拒绝相反，这是一个未反映项目记忆的**基线事件（baseline event）**（因为正确拒绝不涉及记忆）。旧命中和新正确拒绝对比，相关的激活强度远远大于零，说明这些脑区与项目记忆相关。旧命中与新正确拒绝的对比是一个经典对比，用于分离与项目记忆相关的脑激活。

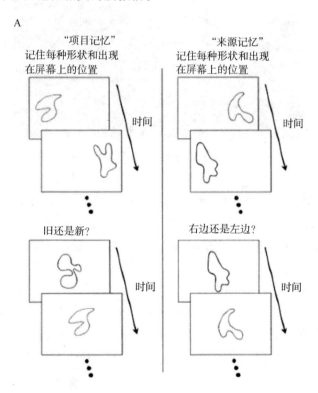

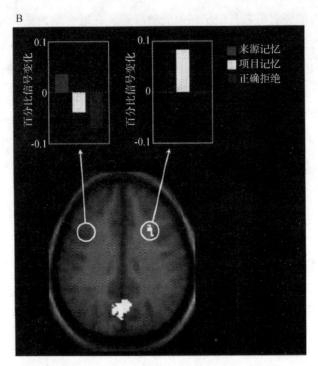

图 1.10　项目记忆与来源记忆范式与 fMRI 结果

（A）图左，项目记忆任务说明。图右，来源记忆任务说明。（B）图底，背外侧前额叶皮层和顶叶皮层中与来源记忆和项目记忆相关的 fMRI 激活（轴向视图，枕极在底部）。图顶，与每种事件类型相关的激活强度（百分比信号变化），事件类型提取自画圈的两个背外侧前额叶皮层激活（图例在右上角）。

　　为了分离与来源记忆相关的脑激活，可以将准确的来源记忆与准确的项目记忆（即，旧命中）做对比，准确的来源记忆需要准确的项目记忆和空间位置记忆。正如专栏 1.2 中所讨论的，这种对比阐述了减法逻辑，减去与两个事件类型相关的一个过程（本例中为项目记忆），以分离感兴趣过程（本例中为来源记忆）。如图 1.10B 所示，来源记忆在左背外侧前额叶皮层产生激活，而项目记忆在右背外侧前额叶皮层和顶叶皮层及内侧颞叶（未显示）产生激活。图 1.10B 中，图上，显示了与各记忆相关的背外侧前额叶皮层中的激活强度（百分比信号变化将在第 2 章中详述），包括准确的来源记忆、准确的项目记忆、新正确拒绝。这些激活情况表明，每个背外侧前额叶皮层区只与项目记忆或来源记忆相关。

专栏 1.2：用减法逻辑分离过程

一个多世纪以来，减法逻辑一直很好地用于测量神经传导速度（Helmholtz，1850）和心智加工速度（Donders，1868）。它基于这样一个假设：两种事件类型仅在感兴趣过程方面存在差异。虽然减法逻辑广泛应用于认知神经科学，但只有在两种事件类型仅因单一的认知过程而有所不同时，它才会产生可解释的结果。在考虑认知神经科学的结果时要记住，与事件类型相关的认知过程可部分通过内省来确定（见专栏 1.1）。如果多个认知过程在两个事件类型之间存在差异，则结果会被混淆，可以归因于这些过程中的任何一个，而不是感兴趣的认知过程。为了避免混淆结果，需要有一个令人信服的案例，运用对比来分离单一的感兴趣认知过程。可以考虑旧命中和新正确拒绝之间的经典对比。这些事件类型只在与项目记忆相关的旧命中中有所不同。但是，它们也只在之前看到的旧项目中存在差异，因此会产生重复启动效应。所以不确定这种对比产生的脑激活是否归因于项目记忆或重复启动。相比之下，旧命中与**旧遗漏**（**old-**

misses）（即，被遗忘的归类为"新"的旧项目）之间的对比确实能分离项目记忆，因为这是唯一在这些事件类型中有所不同的记忆。

本节和 1.5 节中的 fMRI 研究结果简要介绍了与记忆相关的大脑感觉区域和控制区域。正如将在第 2 章中要讨论的，fMRI 只是认知神经科学中用于研究记忆脑机制的众多工具之一。

1.7　本书组织结构

本书第 2 章"认知神经科学的研究工具"简要概述该领域应用的技术。认知神经科学领域中的研究完全依赖于这些方法，每一种工具都有各自的优缺点。接下来的八章在某种程度上是按照记忆类型来组织的。大多数章节聚焦于长时记忆，因为这是被最广泛研究的记忆类型。

第 3 章"长时记忆相关脑区"详细介绍与长时记忆相关联的脑区空间位置。第 4 章"长时记忆相关大脑时序"讨论与长时记忆相关脑区中的激活时序。第 5 章"长时记忆障碍"概述长时记忆障碍的脑机制，比如遗忘和错误记忆。第 6 章"工作记忆"和第 7 章"内隐记忆"分别讨论与这些记忆类型相关的脑区空间位置和时间。第 8 章"记忆与其他认知过程"探讨记忆与其他认知过程间的异同，比如注意、想象、语言。第 9 章"外显记忆与疾病"回顾影响外显记忆的疾病，比如阿尔茨海默氏病。第 10 章"动物的长时记忆"详细介绍针对动物的长时记忆实验结果，比如大鼠和猴子。

最后一章"记忆研究展望"提供认知神经科学的纲要内容，

包括目前发展状况、未来该领域需要做哪些事情来理解记忆的脑机制。这需要我们在"如何研究"上做一个重大的转变，我们不仅要探讨与记忆相关的脑区，还要研究这些脑区的激活及它们之间的交互作用。这将需要应用更为复杂的技术，将成为一项挑战，不过这也是研究记忆认知神经科学中激动人心的时刻。

本章小结

- 六对记忆类型分别是外显记忆和内隐记忆、长时记忆和工作记忆、情景记忆和语义记忆、背景记忆和项目记忆、"记得"和"知道"、回想和熟悉性。
- 五个与记忆相关联的脑区分别是枕叶皮层、颞叶皮层、顶叶皮层、背外侧前额叶皮层、内侧颞叶。
- 切除患者 H. M. 的内侧颞叶导致其长时记忆完全丧失。
- 有不同的感觉区域与视觉加工、语言加工、运动加工、嗅觉加工相关联。
- 在视觉模式中，有不同的感觉区域与形状（LOC）、颜色（V8）、空间位置（V1 和纹外皮层）、运动（MT）、面部（FFA）、背景（PPA）等加工相关联。
- 大脑中的记忆控制区域是背外侧前额叶皮层、顶叶皮层、内侧颞叶。

问题回顾

1. 外显记忆与内隐记忆的区别是什么？
2. 回想与熟悉性的区别是什么？
3. 与记忆相关的三个脑区分别是什么？
4. V8 区加工颜色还是运动？

5. 背外侧前额叶皮层是感觉区域还是控制区域？

延伸阅读

Tulving, E. (1985). Memory and consciousness. *Canadian Psychology*, 26, 1 −12.

This classic paper introduced "remembering" and "knowing" and illustrates introspection.

Scoville, W. B. & Milner, B. (1957). Loss of recent memory after bilateral hippocampal lesions. *Journal of Neurology, Neurosurgery, & Psychiatry*, 20, 11 −21.

This landmark study shows that medial temporal lobe lesions produce a profound impairment in long-term memory.

Wheeler, M. E., Petersen, S. E. & Buckner, R. L. (2000). Memory's echo: Vivid remembering reactivates sensory-specific cortex. *Proceedings of the National Academy of Sciences of the United States of America*, 97, 11125 −11129.

This fMRI paper illustrates that memory for visual information and auditory information produce activity in the same brain regions that are associated with visual perception and auditory perception.

Slotnick, S. D., Moo, L. R., Segal, J. B. & Hart, J., Jr. (2003). Distinct prefrontal cortex activity associated with item memory and source memory for visual shapes. *Cognitive Brain Research*, 17, 75 −82.

This fMRI paper shows that item memory and source memory are associated with activity in the dorsolateral prefrontal cortex, the parietal cortex, and the medial temporal lobe.

第2章 认知神经科学的研究工具

学习目标

- 描述 fMRI（功能性磁共振成像）如何测量脑激活及该方法的空间分辨率和时间分辨率特征。

- 描述 ERPs（事件相关电位）如何测量脑激活及该方法的空间分辨率和时间分辨率特征。

- 列示患者脑损伤证据存在的一个问题。

- 描述 TMS（经颅磁刺激）工作原理及该方法的空间分辨率和时间分辨率特征。

- 提出两种可联合测量脑激活的方法，使得空间分辨率和时间分辨率均达出色水平。

受试者在积极参与一个活动时，认知神经学家使用研究工具来观察他们的大脑。这不是简单的技术，认知神经科学领域随着技术的出现而得以发展，这些技术可测量人类大脑功能激活。这些方法的受欢迎程度、成本、复杂性、空间分辨率、时间分辨率各有不同。每项技术都有其优缺点，需数年方能掌握各种技术。本章简要介绍认知神经科学中使用最为广泛的几项技术，全书均将涉及。

2.1 节简要回顾可用于解释脑激活结果的行为测量方法。

2.2 节讨论高空间分辨率技术，如 fMRI，这是最常用的方法。fMRI 测量激活脑区的血流增加。这项技术有出色的空间分辨率，但时间分辨率较差，因为血流反馈很慢。2.3 节关注高时间分辨率技术，如**事件相关电位**（**event-related potentials**）（**ERPs**）。ERPs 测量头皮上的电压（即，电位），这可直接反映相关脑激活。该技术时间分辨率极佳，但空间分辨率有限。2.4 节描述具有优异空间分辨率和优异时间分辨率的各项技术，包括 fMRI 和 ERPs 的结合，以及**深度电极记录**（**depth electrode recording**），这种记录来自因临床原因而在大脑植入电极的患者。2.5 节关注来自脑损伤患者的证据和**经颅磁刺激**（**transcranial magnetic stimulation**）（TMS）等皮层失活方法（cortical deactivation methods）。这两种方法的空间分辨率都有限，时间分辨率都较差，然而，它们可以评估在一个给定的认知过程中某脑区是否必须参与。2.6 节比较不同技术的空间分辨率和时间分辨率。结果表明，只有将各种方法结合在一起（如 fMRI 和 ERPs），才能得到出色的空间分辨率和时间分辨率，才能广泛跟踪脑功能的时空动态（spatial-temporal dynamics）变化。这种联合技术是认知神经科学的未来发展方向（见第 11 章）。

2.1　行为测量方法

如第 1 章中所述，认知心理学家运用行为测量方法（如准确性、反应时间、主观经验）来分离不同的认知过程。他们在研究中通常不会对脑激活有任何考虑，因为他们认为没必要报告对认知过程的理解。认知神经学家也使用行为测量方法，不过他们会考虑脑激活的测量。例如，比较旧命中和旧遗漏（即，准确与失

准反应的比较）可用于分离与项目记忆相关的脑激活（见第 1
章）。"记得"和"知道"反应反映与脑激活独特模式相关的主
观经验类型（见第 4 章）。对旧项目的反应时间比新项目短，比
较这些事件类型可分离与重复启动这种与内隐记忆相关的脑激活
（见第 7 章）。虽然本章其余部分聚焦于用来测量脑激活的各项技
术，但重要的是要记住，脑激活只有在对应的行为测量方法中才
有意义。

2.2　高空间分辨率技术

fMRI 是认知神经科学领域使用最广泛的技术（见第 11
章）。使用这种方法，依靠出色的空间分辨率可定位与特定认知
过程相关的各脑区。具体来说，fMRI 的空间分辨率为几毫米，
这足以回答认知神经科学领域的众多问题。

fMRI 背后的物理学原理非常复杂，有完整的教科书专门介
绍该项技术（如，Huettel，Song & McCarthy，2014）。这里只做
简短回顾，以了解 fMRI 信号所代表的意义。

在做 fMRI 时，受试者躺在一张扫描仪床上，他们的头部置
于扫描仪腔体内。图 2.1A 显示一台核磁共振（MRI）扫描仪，
可用于获取极高分辨率的 MRI 解剖图片（通常空间分辨率为 1
毫米）和 fMRI 图片（通常空间分辨率为 4 毫米）。请注意，
MRI 图片和 fMRI 图片都取自同样的 MRI 机器，只是使用的数
据采集协议不同。受试者仰躺在扫描床上，头朝着 MRI 机器。
然后，扫描床顶部滑动，这样他们的头部和身体就进入扫描仪腔
体（即，那个圆孔）。图中，受试者的脚上盖着白布单，从扫描
腔体中伸出。

　　一个巨大的超导线圈环绕着扫描腔体，电流流过线圈，产生沿腔体轴向（即，脚到头方向）的强磁场。大脑中的质子是从水和脂肪中分离出来的氢离子，通常运动方向随机。在扫描仪腔体内，质子的运动就像小磁铁一样，与大磁场保持一致。质子也会以特定的频率旋转/进动（rotate/precess），就像一个旋转的陀螺。

　　受试者在执行一项认知任务时，刺激线圈产生一个更小的磁场，撞击大脑中的质子，使它们进动垂直/正交（perpendicular/orthogonal）于大磁场（即，在一个大致平行于鼻子和耳朵的平面上）。如果某脑区因参与了该认知任务而激活，该区的含氧血量就会增加。这种含氧血的增加使该区正交的进动质子保持稳定（因为血液中的脱氧血红蛋白（deoxygenated hemoglobin）会破坏质子的稳定性，这样，它们就返回到与大磁场保持一致的状态）。其他磁场也被加载，则正交质子以独特的频率在大脑不同的空间位置进动。接收线圈探测到这些正交质子的频率和信号，然后这些信号用于成像并被识别为与该认知过程相关的特定脑区。重要的是，fMRI过程中加载的磁场在低能量无线电频率范围内，所以这项技术绝对安全。关键在于，执行一项认知任务会增加特定脑区的激活，导致血流量增加，而这便可作为fMRI的信号被系统探测到。

　　fMRI背后的物理学原理表明，这种技术测量的是与脑激活相关联的血流增加，而不是脑激活本身。当今几乎所有的fMRI研究都采用**事件相关设计（event-related design）**，指的是实验协议与混合在一起的不同事件有关，这样就可以识别与个别事件类型相关的脑激活。

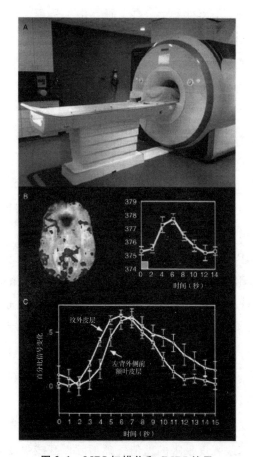

图 2.1　MRI 扫描仪和 fMRI 结果

（A）MRI 扫描仪与一位受试者，其腿部（覆盖布单）伸出腔体。（B）图左，一位受试者与词干补笔（word stem completion）相关的 fMRI 激活（轴向视图，枕极在底部）。纹外皮层激活显示在底部，背外侧前额叶皮层激活显示在顶部。图右，从左背外侧前额叶皮层激活提取的激活时序（activation timecourse）（刺激呈现数秒后，强度与时间的函数）。（C）提取自另一受试者纹外皮层和左背外侧前额叶皮层的激活时序（刺激呈现后，百分比信号变化与时间的函数）。

在最早的一个事件相关 fMRI 研究中，呈现给受试者一些词干（如，"COU""GRE"），每隔 14～16 秒显示 1.5 秒，任务是用词干生成完整的单词（如，"couple""green"，Buckner et al，1996）。图 2.1B 中图左显示一位受试者的各脑区中与词干补笔任务相关的激活（更明显的激活以深色显示）。这些区域包括纹外皮层（在底部），可假定反映了视觉加工，左背外侧前额叶皮层（在顶部）可假定是反映了语义记忆提取（见第 1 章和第 8 章）。图右显示词干刺激周期（左下角那个方块）和在左背外侧前额叶皮层中对应的事件相关激活时序（由随时间推移的 fMRI 激活强度衡量）。

提取 fMRI 激活时序需注意几点。首先，虽然词干/刺激在 0～1.5 秒的周期内出现，刺激呈现 4 秒后，fMRI 激活强度仍然没有增至基线水平以上。其次，刺激呈现 10 秒后，fMRI 激活还没有返回基线水平。图 2.1C 显示另一位受试者的纹外皮层和左背外侧前额叶皮层中的事件相关激活时序。可以观察到相同的激活模式，刺激呈现后 4 秒左右强度增加超过基线，刺激呈现后 10 秒左右尚未返回基线。

这种情况下，强度以信号变化的百分比衡量，先计算每个时间点强度与基线强度水平的差值，然后除以基线强度。这样的强度校正使其值在刺激呈现时约为 0，最大值约为 1。例如，图 2.1B 中，图右，刺激呈现 6 秒后的百分比信号变化约为 0.8，计算公式为（378－375）/375×100%（乘以 100% 将值转换为百分比）。

先前的事件相关时序结果表明，fMRI 激活会暂时延迟并实时延长。虽然脑激活改变非常迅速（毫秒级），但血流却很慢（秒级）。这意味着 fMRI 不可用于研究脑功能的时序。例如，

fMRI 不能测量提取长时记忆的时间动态，因为这个过程需要约 2 秒。fMRI 只能提供某特定认知过程中各激活脑区的静态图片。因此，虽然 fMRI 有出色的空间分辨率，但它的时间分辨率较差。fMRI 的另一个主要局限是它的成本，购买 MRI 机器需耗资数百万美元，每年的维护费也是成千上万（见第 11 章）。正如专栏 2.1 中所讨论的，虽然 fMRI 的时间分辨率不高，应用这项技术的研究者们仍然常常相信这种方法可用于探究大脑功能的时间动态。

专栏 2.1：fMRI 不能用于研究时间加工（temporalpro-cessing）

　　fMRI 的时间分辨率很低，但仍然有很多科学家使用并相信其能追踪大脑功能的时间动态。例如，根据图 2.1C 所示的单一受试者的 fMRI 时序可认为，比起左前额叶，纹外皮层更早激活。然而，由于 fMRI 反映的是血流而非神经活动，所以这一激活时序上的差异也可能正好与背外侧前额叶皮层中相对更慢的血流反应相一致。fMRI 主要的局限在于，这种技术几乎没有提供任何脑功能时间动态的信息。幸运的是，工具箱中还有其他工具可提供出色的时间分辨率。

正电子发射断层扫描（positron emission tomography）（PET） 是历史上另一项一直用于认知神经科学领域的技术。PET 具有相对较高的空间分辨率。类似 fMRI，它测量激活脑区的血流增加。受试者执行项目前，一种低水平放射性物质会注入他们的血液。任务进行过程中，激活脑区血流的增加会增加放射性排放并被探测到，从而定位到这些区域。PET 的时间分辨率约为半分钟，这意味着所有的 PET 研究都只能用**组块设计**（**blocked design**）来进行，即每个周期（通常持续时间超过 10 秒）的协议包含一系列相同事件。与事件相关设计相比，组块设计的一个主要问题是，不同组块间会存在加工差异。例如，如果一种组块比另一种更困难，这就会混淆结果，因为不知道通过比较组块而识别的激活应归因于感兴趣的认知过程的差别，还是困难认知过程的差别。与 fMRI 相比，PET 空间分辨率和时间分辨率都较低，而且使用放射性物质会造成人身伤害。因此，近十年来，由于 fMRI 已广泛应用于认知神经科学领域，所以 PET 已很少使用。这里之所以描述 PET，因为每章末尾的延伸阅读建议中有些文章会提到，但是本书中几乎从未考虑该项技术的研究结果。

2.3　高时间分辨率技术

事件相关电位（ERPs）可实时跟踪脑激活。术语电位（potential）是电压（voltage）的另外一个说法，而且顾名思义，ERP 使用事件相关设计进行研究。在 ERP 记录期间，受试者坐在舒适的椅子里，电极放置在他们的头皮上。图 2.2A 显示一位受试者参与一项 ERP 实验，头上戴着一个嵌有 128 个电极及眼睛周围电极（用以监测眼动）的尼龙帽。这类系统的成本约为 10 万美元，没有维护费用。

在认知任务执行期间，相关脑激活产生电场，从而在头皮上产生微小的电压。这些电场是由相邻的正负电荷［即，**偶极子**（**dipoles**）］产生的，偶极子由垂直于皮层表面的神经活动形成（Nunez & Srinivasan，2005）。每个电极的电压被放大约 10 万倍，然后记录在数据采集计算机中。图中椅子右扶手旁边的小桌子上

摆着放大器。数据获取后，对于每个电极在感兴趣时间范围
（如，刺激呈现 −100 ～ 2000 毫秒）内的电压响应，每个事件类
型取所有实验数据的平均值。每个事件的 ERP 响应是这种平均
电压响应与时间的函数。虽然 ERP 通常是基于刺激呈现的平均
值，但值得注意的是，它们也可以是基于响应呈现的平均值。

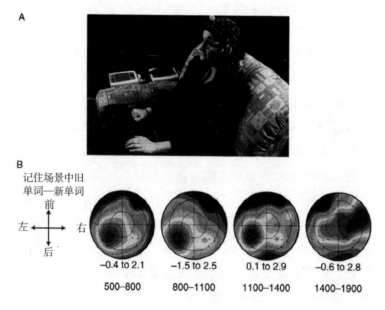

图 2.2　ERP 配置和结果

（A）ERP 配置包括一把舒适的椅子、一顶 128 通道电极帽、几个放大器
（在椅子右侧）。（B）与二者比较相关联的 ERP 地形图（上视图，枕极在
底部，图例在左侧），一是记住先前配对场景的单词，另一是正确拒绝新单
词与时间周期的函数（毫秒，显示在每个地形图的下方底部）。电极显示为
小黑点（更明显的激活以深色显示，电压范围显示在每张地形图的正下
方）。

　　ERPs 可直接测量神经活动，时间分辨率在毫秒级。然而，

大脑信号在空间中会变模糊（由于大脑、颅骨、脑脊液、头皮的作用），来自多个激活皮层区域的激活会相互作用（如，来自两个对立激活皮层表面的电场会相互抵消）。由于这些局限，该技术的空间分辨率在厘米级，比 fMRI 要低得多。可使用 ERP 源定位来提高这种技术的空间分辨率（Slotnick，2004a）。这需要建立一个涉及各方的数学模型，包括皮层激活（如，偶极子源）、头部（如，对应于大脑、颅骨、脑脊液、头皮的四层椭圆体）、电极位置。然后，校正皮层激活的位置和方向，以最小化 ERP 激活模式测量所有电极间的差异。ERP 源定位有两大缺点。首先，偶极子源有无数个，会增加相同的 ERP 激活模式，这称为**逆向问题**（**inverse problem**）。其次，头部模型相对较差。因此，ERP 定位源最高的空间分辨率也只有 1 厘米左右。认知神经学家不常用 ERP 源定位，因为当前对其存在疑问，即，其空间分辨率是否能提高。

一项 ERP 记忆研究阐明该技术具有高时间分辨率和有限的空间分辨率（Johnson，Minton & Rugg，2008）。学习阶段，单词（即，对象名称）在一场景或灰色背景上叠加。对于这两种情况，分别要求受试者想象场景中对应的对象，或生成一个包含该单词的句子。测试阶段呈现学习阶段的旧单词和新单词，受试者做"旧记得""旧知道"，或"新"判断。图 2.2B 显示 ERP **地形图**（**topographic map**）（即，整个头皮上的激活强度），用于比较在不同时间周期内，被"记得"的场景中的旧单词（Rscene）和归类为"新"的新单词。这些地形图显示了从刺激呈现后 500~800 毫秒内左顶叶激活到刺激呈现后 1400~1900 毫秒内右额叶激活的变化。这些结果说明 ERPs 具有出色的时间分辨率和有限的空间分辨率。首先，随时间的快速推移，可观察到

ERP 激活强度的变化。如果这是一项 fMRI 研究，将会识别在顶叶皮层和额叶皮层中的激活，但得不到每个区域激活的时间周期信息。其次，ERP 激活的空间分布相对较大，只有引起 ERP 激活的大脑一般区域才能被识别。

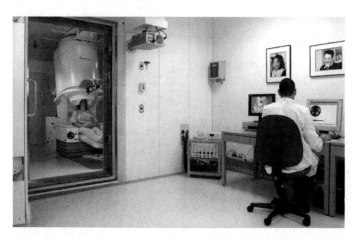

图 2.3 MEG 配置

MEG 系统（图左）被安置在一间房间里，该房间可屏蔽干扰信号的电磁波。

另一种高时间分辨率的方法与 ERPs 密切相关。**脑电图**（**electroencephalography**）（EEG）采用和 ERPs 相同的数据采集方法，但指的是测量与电场对应的任何脑激活。这包括 ERPs，但更常指在特定频率范围内波动的脑激活。对于更常用的 ERP 分析，EEG 频率分析是一个很有效的替代方法（见第 4 章）。**脑磁图**（**magnetoencephalography**）（MEG）与脑电图（EEG）相关，指测量对应磁场的任何脑激活，也常指在特定频率范围内波动的脑激活。MEG 是用放置在头皮上的超导线圈来测量的。图 2.3 显示的是一台 MEG 机器。因为线圈需要冷却到接近绝对零度以保持其超导性能，所以需要这样庞大的机器，这使得该项技术的购买和维护成本比 EEG 高很多倍。像 ERPs 那样，在认知任务执行期间，将给定类型的所有事件的 EEG 数据求平均值来生成结果，**事件相关电场**（**event-related fields**）（ERFs）将给定类型的所有事件的 MEG 数据求平均值来生成结果。更通用的术语 EEG 和 MEG 也指 ERPs 和 ERFs。然而，在认知神经科学领域，ERPs 和 ERFs 更为常见，因此，它们将用于本章的其余部分，指 ERPs/EEG 和 MEG/ERFs。

> **专栏 2.2：追踪大脑功能的时间动态**
>
> 在认知神经科学领域，fMRI 是目前最受欢迎的方法（见第 11 章）。然而，脑激活并非体现认知过程的一组静态点。相反，脑激活在多个不同区域变化，速度为毫秒级。只有具备出色时间分辨率的技术（如 ERPs）才能追踪脑功能。除了空间维度，本书还强调脑加工的时间维度。时间信息的一个主要优点是，人们可用它评估不同的脑区是否同步激活，同步激活的脑区表明它们之间存在交互作用（见第 4 章和第 6 章）。这反映出大脑的实际运作方式（见第 11 章）。

一般认为，MEG 的空间分辨率比 ERPs 的更好，因为解剖结构的磁场畸变小。这些技术在认知和神经加工的敏感性方面并不相同，但实际上它们有相似的空间分辨率（Cohen & Cuffin，1991；Malmivuo，2012）。虽然是电场产生 ERP 激活、磁场产生 MEG 激活，但同一脑区生成的电场和磁场在本质上和数学上均有关联（Maxwell，1865；Einstein，1905）。尽管有越来越多的研究使用了 MEG，而且 MEG 和 ERPs 有着相似的空间分辨率，但 MEG 的成本要高得多，所以，在认知神经科学领域，ERPs 的应用比 MEG 更广泛。

ERPs 和 MEG 只能测量头皮附近的脑激活，激活较模糊甚至探测不到，这影响了这些技术的空间分辨率。关键是，正如专栏 2.2 中所讨论的，只有像 ERPs 和 MEG 这样直接反映神经活动的方法才有足够高的时间分辨率来追踪脑功能的快速时间动态。

2.4　高空间和时间分辨率技术

到目前为止，所讨论的技术既有空间分辨率出色而时间分辨率较差的（即，fMRI），也有时间分辨率出色而空间分辨率较差的（即，ERPs 和 MEG）。要想获得既有出色的空间分辨率又有出色的时间分辨率，一种方法是将不同的方法结合起来（如 fMRI 和 ERPs）。可惜的是，这很少能够实现。其中一个原因是，即便只使用一种认知神经科学方法，要想精通也需数年时间，所以，很少有实验室能采用多种技术。另一个原因是，绝大多数认知神经科学研究都使用 fMRI。在第 11 章中会讨论人们聚焦 fMRI 的很多原因，对 fMRI 的特别关注使得认知神经科学实验室使用高时间分辨率的方法相对较少，而使用高空间分辨率和高时间分辨率结合方法的实验室就更少了。

深度电极记录与 ERP 记录类似，但电极是直接插入特定脑区的。这项技术有出色的空间分辨率（次毫米级）和出色的时间分辨率（毫秒级）。但是，该技术只在极少数情况下用于人类，比如因临床原因已经植入电极的患者。深度电极记录也称为**单细胞记录（single-cell recording）**，但是这名称用词不当，因为每个电极记录的激活来自多个临近的细胞/神经元（非人类动物的激活记录实际上来自单细胞，见第 10 章）。

癫痫病患者有时会在大脑中植入电极，以确定导致癫痫发作的精确区域。一旦识别这样的区域，则可以手术切除的方法来治疗（见第 9 章）。患者大脑植入电极后，一直监测的信号会确定癫痫发作位置，他们有时候会自愿成为受试者参与记忆实验。深度电极记录可用于测量波动较慢的低频激活，可用于产生 ERPs；或是波动较快的高频激活，反映出邻近神经元的尖峰/放电（spiking/firing）（Logothetis, Pauls, Augath, Trinath & Oeltermann, 2001）。正如专栏 2.3 中所讨论的，神经活动、**电生理激活（electro-physiological activity**）（即，神经放电产生的电激活，可用 ERPs 测量）、fMRI 激活之间存在直接关联。

一项记忆研究记录来自植入患者海马和其他内侧颞叶区的深度电极的数据，这些患者正在为癫痫手术做评估（Suthana et al, 2015）。图 2.4A 显示深度电极在一位患者左海马中的位置。学习阶段要求受试者学习特定的照片（即，目标）。测试阶段，旧项目/目标、类似项目/诱饵、新项目/衬托三者呈现，受试者回答他们是否见过确切项目。图 2.4B 从上到下显示测试中不同的项目类型、对应的海马神经元尖峰率、对应的放电率。比起诱饵和衬托，海马神经元对目标更活跃，这表明该区域对记住特定目标面孔很重要。

> **专栏 2.3**：神经活动、电生理激活、**fMRI 激活之间存在关联**。
>
> 如本章早前所述，fMRI 测量血流增加。很多怀疑论者最初质疑 fMRI 激活是否反映了神经活动。为了回答这个问题，洛戈塞蒂斯等人（Logothetis et al., 2001）同时使用深度电极记录和 fMRI 来测量猴子在视

觉刺激期间的 V1 激活。实验控制了刺激持续时间和对比，发现神经激活、电生理激活、fMRI 激活三者高度相关（尽管 fMRI 激活有延迟呈现和延长时序现象）。这些结果表明，激活脑区的神经尖峰会产生电生理激活，这可用 ERPs 测量，而该区血流增加可用 fMRI 测量。长时记忆是通过神经尖峰率和海马中的波幅增大而调节的（见第 10 章）。这种神经激活的增加预期可以在长时记忆研究中观察到海马 fMRI 激活的增加（见第 3 章）。

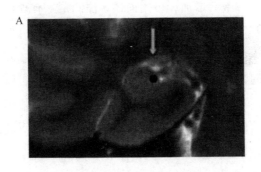

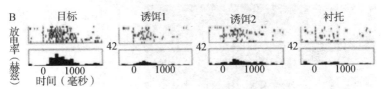

图 2.4　海马深度电极放置及结果

（A）左海马中的深度电极（黑色圆圈）（部分冠状试图）。（B）对于测试阶段的每个项目类型（标注），海马神经尖峰（每个标签的正下方，线显示刺激呈现）和放电率（赫兹，每秒尖峰，在底部）在刺激呈现后（毫秒）与时间的函数，显示的是一位有代表性的受试者的数据。

虽然有一些方法能提供出色的空间分辨率和出色的时间分辨率，但这些技术目前很少用于认知神经科学领域。深度电极记录的使用频率受限于临床效用和侵入性。然而，结合已有的成熟技术（如 fMRI 和 ERPs），这些技术对那些渴望了解记忆的大脑时空机制的人来说是可行的。

2.5 脑损伤和暂时皮层中断技术

目前讨论的方法可用于识别与特定认知过程相关的脑激活。也就是说，一个特定的认知事件在相同的时间周期内发生时，特定脑区中会有激活增加，可用前述方法测量。有理由假定，这种激活反映基于那种认知过程的各脑区。然而，有可能某脑区与该事件完全无关，但因为与基于那个事件的另一脑区有强连接，所以也被一起激活了。这说明相关方法（如 fMRI、ERPs、MEG）存在问题。不确定的是，用这些技术识别的脑激活到底是某一认知过程必然产生的，还是只是附带现象，就像照明灯泡同时发热那样。

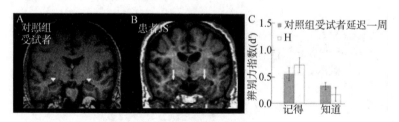

图 2.5　海马损伤和识别记忆结果

（A）对照组受试者（CON1）完好无损的海马以浅灰色显示，如每个箭头所指（向下倾斜黑线的正上方，冠状视图）。（B）某患者（JS）的受损海马以深灰色显示，如箭头所指（冠状视图）。（C）对照组受试者和海马受损患者对"记得"和"知道"反应的识别记忆表现（辨别力，指数 d'，新旧项目间），对照组受试者在学习阶段和测试阶段间有一周的延迟（1 − WK CON）（H，图例在右上角）。

　　因中风或脑外伤而自然形成的脑损伤，可用于评估是否某脑区对某认知过程的参与是必需的。若某特定脑区受损，且执行某认知任务时体现出选择性受损，则可假定该区域是执行该任务的基础。脑损伤研究有两大局限性。首先，必须有足够数量的感兴趣脑区损伤且愿意参与实验的患者。其次，自然脑损伤几乎从不局限于单一的感兴趣脑区，因此，不能确定是哪个受损脑区执行了某个任务。

　　一项研究调查了海马损伤患者的长时记忆是否遭破坏（Manns，Hopkins，Reed，Kitchener & Squire，2003）。图 2.5A 显示某对照组受试者（CON1）的大脑，海马健康（白色箭头所指的浅灰色区域，向下倾斜的黑线正下方）。参与研究的七名患者中有六人因某种形式的缺氧（anoxia）（如，一氧化碳中毒或心脏病发作）而出现海马损伤。图 2.5B 显示某患者（JS）的大脑，海马区有病灶（白色箭头所指），与对照组受试者相比，其海马区颜色较深，且颜色更不均匀。在这些患者中，海马尺寸缩小，范围从 10%～45% 不等，而海马旁回周围的尺寸处于正常范围，为 -15%～15%。

　　一组实验比较了对照组受试者和患者的"记得"反应和"知道"反应。每个实验的学习阶段呈现照片（即，面孔或抽象线条画）或单词。每个相应的测试阶段，旧项目和新项目呈现，受试者做新/旧识别判断，对于"旧"项目，做"记得/知道"判断（见第 1 章）。为确保对照组受试者与患者有类似的记忆表现，这样的结果不会因整体记忆表现的差异而混淆，患者在学习阶段之后立刻进入测试阶段，而对照组受试者则在学习阶段后一周做测试。如图 2.5C 所示，对于与"记得"反应和"知道"反应相关的项目，患者和对照组受试者的记忆表现（即，辨别力指数 d′，测试新旧项目间的辨别力）类似。这些结果表明，海马以相似的程度参与回想和熟悉性，这是两种长时记忆类型（见第 1 章）。

这一话题有高度的争议性，因为该领域的主流观点是，海马优先与回想相关（见第 3 章）。这项研究的主要问题是，已知缺氧导致整个皮层萎缩（atrophy/shrinking），而不是仅限于损伤海马（Grubb et al.，2000）。比较图 2.4A 和 2.4B 可看到这种全部皮层的萎缩，因为患者 JS 在大脑和颅骨间的黑色空间更多。这意味着患者记忆表现遭破坏的原因可能是与长时记忆相关的其他脑区受损，比如背外侧前额叶皮层和/或顶叶皮层（见第 3 章）。这说明病变几乎从不局限于单一脑区，这是这类研究的主要局限性。

其他方法可用于一个脑区中的暂时中断加工（temporarily disrupt processing）。实现这种目标最常用的方法是经颅磁刺激（TMS）。图 2.6A 显示了一套 TMS 系统。这台 TMS 机器大约有两台计算机的大小（图中右下角的笔记本提供参照系），用一个小屏幕来控制刺激参数（顶部蓝色屏幕）。TMS 受试者坐在椅子上，刺激线圈手动和/或用机械手臂置于目标脑区上方的头皮上。每个 TMS 脉冲发出时，电流通过线圈，产生一个与 MRI 机器强度几乎相同的磁场，立即中断线圈下方的皮层加工。

识别目标位置的一个方法是在头部使用坐标，比如标准 ERP 电极位置（见第 4 章）。然而，这种选择本来就不精确，因为这种坐标并不能很好地对应特定脑区。更精确的方法是使用 MRI，可用于定位特定的解剖区域；或是 fMRI，可用于定位与感兴趣认知过程相关的特定脑激活。应该指出的是，即使采用了这些更精确的定位方法，TMS 线圈产生的磁场也会在某种程度上中断目标位置周围的皮层，这将 TMS 的空间分辨率限制到了约 1 厘米。TMS 的另一个局限性是，它只能中断靠近头皮表面的脑区。例如，TMS 可用于定位左背外侧前额叶皮层的一个区域，但无法定位海马，因为这个区域在大脑深处。

　　最常见的 TMS 协议之一以每秒一个脉冲（1 赫兹）的速度刺激目标区域 10 分钟。刺激周期过后，在该区域的加工立即中断约 8 分钟。在这个中断周期，受试者执行一项认知任务。若这一任务的行为表现受损，则可假定中断皮层区域参与了该项认知过程。一项研究阐释了 1 赫兹 TMS 协议，定位运动加工区 MT（见第 1 章），以评估中断该区域是否损伤运动记忆（Slotnick & Thakral，2011）。图 2.6B 显示 TMS 线圈由一机械臂适当控制，置于一受试者右半球内的 MT 区上方。线圈的定位由来自同一受试者的 fMRI 激活引导。如图 2.6C 所示，对于每一位受试者，每个半球中的目标点被识别为与感知运动相关的 fMRI 激活，在颞下沟（inferior temporal sulcus）的上升支（ascending limb）的后束（posterior bank）中，这是已知的 MT 区的位置。在学习阶段（没有应用 TMS），受试者观看出现在左视野或右视野中移动或静止的抽象形状。学习阶段后，立即应用 1 赫兹 TMS 于一个半球中的 MT 区 10 分钟。TMS 应用期间，线圈位置（图 2.6C 中显示为线框圈）实时手动调整，使磁场始终聚焦于目标点上。在测试阶段，MT 区激活中断，学习阶段的形状呈现，受试者归类每个项目为先前"移动"或"静止"。如图 2.6D 所示，作用于 MT 区的 TMS 破坏了移动项目的记忆准确性，但不影响静止项目的记忆准确性。这些 TMS 结果表明，记忆运动必须有 MT 区的参与。

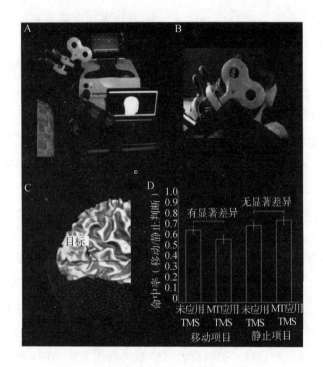

图 2.6　TMS 配置和 fMRI 引导下的 TMS 结果

（A）TMS 系统包括一个刺激线圈（在左上角）。（B）TMS 线圈定位在一位受试者运动加工区 MT 的上方。（C）与某受试者运动感知相关的 fMRI 激活（部分侧视图，枕极向左）。头部的下半部分显示于一三角网中。TMS 线圈由线框圈显示，目标点位于大脑的运动加工区 MT 中。这张图片是 fMRI 引导的 TMS 神经导航软件的屏幕截图，用于实时定位 MT，头部和线圈的位置与（B）图中所示相同，但放大得更靠近线圈。（D）TMS 结果显示，与没有应用 TMS 相比，MT 区应用 TMS 后，移动项目的命中率下降（先前移动项目反应为"移动"或先前静止项目反应为"静止"的概率）。

　　还有其他 TMS 协议用于增强/激活而不是中断/失活目标区

域中的加工（见第 11 章），不过这些都不常用。也有一些协议在刺激呈现后，特定时间点的刺激会中断加工，这可提高该技术的时间分辨率，但这些协议也不常用。因此，TMS 一般具有有限/良好的空间分辨率（取决于定位方法）和较差的时间分辨率。

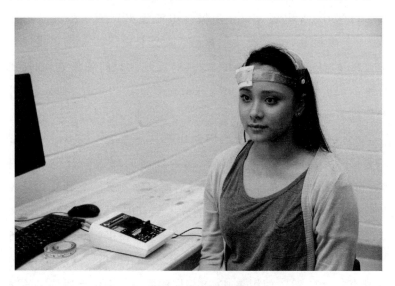

图 2.7　tDCS 配置

tDCS 设备在桌上（图左）。电极放置在头皮上刺激左背外侧前额叶皮层。

最后要提到的一项技术是**经颅直流电刺激**（**transcranial direct current stimulation**）（tDCS）。tDCS 与 TMS 类似，暂时调制目标皮层区域的加工，但是刺激用的是微弱的直流电而不是磁场。这种电流处于阈限以下（subthreshold），不会诱导神经放电，而是改变神经元膜的静息电位（resting potential）（Purpura & McMurtry，1965）。

传统的 tDCS 应用时，电流流经安置在感兴趣脑区上方头皮上的目标电极，返回电极会安置在别处。图 2.7 显示一套 tDCS

装置用于刺激左背外侧前额叶皮层，返回电极安置在右眼上方。每一个 tDCS 电极一般都相当大（如，5 厘米 ×7 厘米），由放置在盐水浸泡过海绵中的较小电极组成。由于电极放置位置及其大尺寸，tDCS 的空间分辨很差（即，比 TMS 差）。与电池终端一样，目标 tDCS 电极可以是负极（电流流出）或正极（电流流入）。负极刺激一般降低皮层激活，而正极刺激一般增强皮层激活（Shin，Foerster & Nitsche，2015）。刺激时间通常在 15～40 分钟，产生兴奋或抑制作用（excitatory or inhibitory effects），可持续到刺激周期后。

tDCS 的作用相对较小，因此比起其他方法，该类研究常常需要招募大量的受试者。尽管 tDCS 的空间和时间分辨率都很低，但已证实，它是评估某脑区是否必须参与某感兴趣认知过程的有效方法。此外，tDCS 系统的成本仅为几千美元，比 TMS 系统要低一个数量级，使得这项技术的成本效益极高。一种比较新的方法叫**经颅交流电刺激**（**transcranial alternating current stimulation**）（tACS），使用与 tDCS 相同的配置，但电流以特定的频率变动，因此，tACS 能够以期望的频率刺激大脑（Herrmann，Rach，Neuling & Strtiber，2013）。

2.6 方法比较

图 2.8 直接比较本章所讨论的基于空间分辨率和时间分辨率的各项技术。深度电极记录具有出色的空间、时间分辨率，但是这种方法很少使用。fMRI 的空间分辨率出色而时间分辨率较差，而 ERPs 和 MEG 具有出色的时间分辨率和有限的空间分辨率。TMS、tDCS、脑损伤研究的空间分辨率有限/较差，时间分辨率

较差，但可评估是否某脑区对某认知过程的参与是必需的。脑损伤证据还有一个局限性，即脑损伤不局限于单一脑区。单独使用时，常用技术中没有一个能具备出色的空间和时间分辨率。

一些认知神经学家已结合不同的方法来提高空间和/或时间分辨率。例如，使用 fMRI 引导 TMS 来提高 TMS 的空间分辨率，结合 fMRI 和 ERPs 可产生出色的空间和时间分辨率。结合具有高空间分辨率和高时间分辨率的技术可测量脑激活的时空动态，这是认知神经科学的未来发展方向（见第 11 章）。

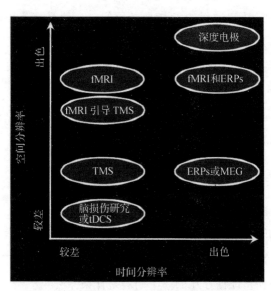

图 2.8 不同方法的空间分辨率和时间分辨率

本章小结

- fMRI 测量激活脑区中的血流增加，具有出色的空间分辨率和较差的时间分辨率。
- ERPs 用头皮电极测量脑激活产生的电压，具有出色的时间分辨率和有限的空间分辨率。

- MEG 与 ERPs 类似，但是用超导线圈测量脑激活产生的磁场，比 ERPs 成本高很多。

- 患者的深度电极记录具有出色的空间和时间分辨率，但是很少使用。

- 脑损伤证据可评估是否某脑区对某特定认知过程的参与是必须的，具有较差的空间和时间分辨率，而且受到质疑，因为脑损伤不局限于单一脑区。

- TMS 可使用磁场来暂时中断某皮层区域，以评估是否某脑区对某特定认知过程的参与是必须的，一般具有有限的空间分辨率和较差的时间分辨率。

- tDCS 与 TMS 类似，但使用微弱的电流刺激，具有较差的空间分辨率，比 TMS 成本低很多。

- 结合不同技术（如 fMRI 和 ERPs）可得到出色的空间分辨率和出色的时间分辨率。

问题回顾

1. fMRI 测量血流还是神经活动？

2. ERPs 具有出色的空间分辨率还是出色的时间分辨率？还是二者都很出色？

3. 患者脑损伤证据存在的一个问题是什么？

4. TMS 的工作原理是什么？

5. 可结合哪两种技术以得到出色的空间和时间分辨率来产生研究结果？

延伸阅读

Buckner, R. L. , Bandettini, P. A. , O'Craven, K. M. , Savoy, R. L. ,

Petersen, S. E. , Raichle, M. E. & Rosen, B. R. (1996) . Detection of cortical activation during averaged single trials of a cognitive task using functional magnetic resonance imaging. *Proceedings of the National Academy of Sciences of the United States of America*, 93 , 14878 − 14883.

This paper introduced event − related fMRI and illustrates the excellent spatial resolution and poor temporal resolution of this method.

Johnson, J. D. , Minton, B. R. & Rugg, M. D. (2008) . Content dependence of the electrophysiological correlates of recollection. *NeuroImage*, 39 , 406 − 416.

This paper demonstrates the excellent temporal resolution and limited spatial resolution of ERPs.

Suthana, N. A. , Parikshak, N. N. , Ekstrom, A. D. , Ison, M. J. , Knowlton, B. J. , Bookheimer, S. Y. & Fried, I. (2015) . Specific responses of human hippocampal neurons are associated with better memory. *Proceedings of the National Academy of Sciences of the United States of America*, 112 , 10503 − 10508.

This paper illustrates depth electrode recording, which has excellent spatial resolution and excellent temporal resolution but is rarely done.

Slotnick, S. D. & Thakral, P. P. (2011) . Memory for motion and spatial location is mediated by contralateral and ipsilateral motion processing cortex. *NeuroImage*, 55 , 794 − 800.

This paper uses fMRI guided TMS to assess whether motion processing region MT is necessary for remembering motion.

第3章 长时记忆相关脑区

学习目标

- 识别与情景记忆最常相关的三个脑区。
- 比较与情景记忆和语义记忆相关的脑区。
- 对比长时记忆巩固的两种模式。
- 比较记忆提取和记忆编码相关的脑区。
- 描述长时记忆中，女性与男性行为表现和海马激活的差异。
- 解释一种用来区分具有超常记忆或正常记忆的人的方法。

　　本章关注与长时记忆相关的各脑区，长时记忆是一种外显记忆（见第1章），可分为情景记忆和语义记忆。情景记忆指对先前场景的细节提取，比如某人记得他/她生活中的快乐时刻。语义记忆指对事实信息（factual information）的提取，比如单词定义或现任总统名字。语义记忆是人一生中反复接触信息而形成的，缺乏与情景记忆相关的细节。这些信息就只是知道，对以前的学习经验的细节并没有记忆。虽然情景记忆和语义记忆均指有意识的提取方式，但与这两种记忆类型相关的细节和主观经验程度完全不同。因此，与情景记忆和语义记忆相关联的脑区也有所不同。

　　本章前两节（3.1和3.2）关注情景记忆和语义记忆相关的脑区。第3.3节将关心长时**记忆巩固**（**memory consolidation**）

（即，在大脑中建立更多永久性记忆表征的过程）。第 3.4 节考察睡眠在长时记忆巩固中的作用。长时记忆巩固需要多个脑区的交互作用，激活以特定的频率在这些脑区中波动。第 3.5 节将回顾与记忆编码相关的各脑区。第 3.6 节详述长时记忆中女性和男性［即，**性别差异（sex differences）**］在行为表现和脑激活方面的差异。最后一节 3.7 节评估那些具有**超常记忆（superior memory）**的人的大脑，包括伦敦出租车司机和参加世界记忆锦标赛（World Memory Championships）的选手。虽然对这个主题的研究很少，但一些类似的证据表明，拥有超常记忆并非毫无代价。

3.1 情景记忆

"情景记忆"这个术语可指很多其他相关的记忆形式，包括背景记忆、来源记忆、"记得"、回想、**自传体记忆（autobiographical memory）**（见第 1 章）。自传体记忆指情景记忆的一种特殊类型，记忆个人事件细节。背景记忆和来源记忆指对背景信息的准确提取，比如汽车停在街道哪一边；"记得"指细节提取中的主观经验，比如想象汽车停放的视觉体验。所有这些风格的情景记忆都与同样的脑区有关。

情景记忆与大脑中的控制区域和感觉区域均相关（见第 1 章）。感觉皮层激活反映记忆内容。例如，大脑的视觉和听觉加工区分别与对象和声音记忆相关。由于对感觉区域激活的解释很明确，并非情景记忆独有，所以本章不会聚焦感觉激活。调节情景记忆的控制区域包括内侧颞叶、背外侧前额叶皮层、顶叶皮层（第 1 章，Wagner，Shannon，Kahn & Buckner，2005；Rugg & Vilberg，2013）。图 3.1 阐释了这些区域，包括海马、内侧颞叶中的海马旁皮层、背外侧前额叶皮层（未标注的最左侧激活）、下顶叶皮层（inferior parietal cortex）（角回）、内侧顶叶皮层（medial parietal cortex）[延伸入压后皮层（retrosplenial cortex）和后扣带皮层（posterior cingulate cortex）]。有很多区域，但要记住，与情景记忆相关的主要区域是内侧颞叶、背外侧前额叶皮层、顶叶皮层。

海马和内侧颞叶中的海马旁皮层的作用相对较好理解（Diana，Yonelinas & Ranganath，2007）。海马旁皮层加工先前呈现信息的背景，这可以是早前呈现对象的空间位置（如，屏幕的左边或右边）或颜色（如，红色或绿色）。也有 fMRI 证据表明，海马旁皮层也加工时间信息的记忆，比如前一个不重叠事件的时间顺序。

在一项实验的学习阶段，受试者在模拟环境中学习八个不同商店的位置及参观顺序（Ekstrom，Copara，Isham，Wang & Yonelinas，2011）。在测试阶段的每次试验中，向受试者呈现一个目标商店，并询问哪两个商店距离它最近，这基于空间记忆；或者询问哪两个商店在给出的顺序中离得最近，这基于时间记忆。准确的空间记忆和时间记忆均激活海马旁皮层。

另一内侧颞叶区域称为鼻周皮层（perirhinal cortex），位于海马旁皮层的正前方，提及这个是因为鼻周皮层加工项目信息（如，之前是否看到过某物体）和由多个单一项目组成的情景。鼻周皮层通常与细节情景记忆无关，因为项目记忆可基于非细节熟悉性。例如，一个人或许能识别一周前聚会上第一次看到的某个人，因为该人看起来面熟，但是却可能不记得先前的背景（即，那个聚会）。

海马被认为在情景记忆中将项目信息和背景信息捆绑在一

起。换言之，包含多个项目的特定情景记忆在鼻周皮层中加工，特定背景在海马旁皮层中加工。海马捆绑这个项目信息和背景信息，以建立细节情景记忆（Slotnick，2013b）。例如，如果一个人去加州的纽波特海滩（Newport Beach）度假，后来回忆起在海滩上曾遇到一位朋友，则此人的鼻周皮层会处理项目信息（即，那个朋友），海马旁皮层会处理背景信息（即，他们站着时的海滩区域），而海马会捆绑这个项目信息和背景信息构成完整记忆。图 3.2 阐释了内侧颞叶功能的这种模式。专栏 3.1 描述内侧颞叶功能的另一种模式（Squire，Wixted & Clark，2007）。

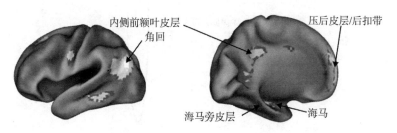

图 3.1 与情景记忆相关的各脑区

左半球中的 fMRI 激活（图左，侧视图；图右，内视图；枕极朝向中央）。

在情景记忆中，背外侧前额叶皮层和顶叶皮层的作用尚不清楚。fMRI 证据和脑损伤证据表明，背外侧前额叶皮层对情景记忆很重要（Mitchell & Johnson，2009）。有人推测，背外侧前额叶皮层调节后提取监测（post-retrieval monitoring）（即，评估记忆内容），因为在这个区域的激活时序相对缓慢（见第 2 章和第 4 章），或其选择存储在其他脑区中的信息（见第 8 章）。顶叶皮层被假定在情景记忆中调节多项功能，比如记忆信息的积累（即，存储记忆内容），或指向内部记忆表征的注意（Wagner et al，2005，见第 8 章）。也有脑损伤证据和 fMRI 证据表明，下顶叶皮层和准确的自传体记忆和"记得"有关，但和来源记忆无关（Cabeza，Ciarameli，Olson & Moscovitch，2008）。判定背外侧前额叶皮层和顶叶皮层在情景记忆中的功能是一个重要研究课题。

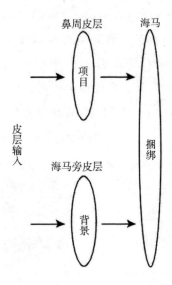

图 3.2　内侧颞叶亚区功能模型

鼻周皮层（PRC）加工项目信息，海马旁皮层（PHC）加工背景信息，海马（HC）捆绑项目信息和背景信息。

专栏 3.1：海马优先与背景记忆相关吗？

有大量证据表明，海马与背景记忆（即，回想）的相关性比其与项目记忆（即，熟悉性）的相关性大得多（Diana et al.，2007），这支持标准模式（即，多数人的观点），即该区域对项目信息和背景信息的捆绑很重要。还有另一种模式（即，少数人的观点），即海马与背景记忆和项目记忆的相关性程度相当（Squire et

al，2007）。后面这种模式的支持者低估那些报告海马
中背景记忆激活大于项目记忆激活的研究，他们认为这
种海马中激活的差异是因为背景记忆的记忆强度比项目
记忆的大（而不是海马优先与背景记忆相关）。然而，
不论背景记忆和项目记忆哪个记忆强度大，海马都与背
景记忆相关（Slotnick，2013b）。虽然有越来越多的证
据表明海马优先与背景记忆相关，但这仍然是个备受争
议的话题。调和这些对立观点的可能的解决方案是，海
马可能在背景记忆中捆绑项目信息和背景信息，且该区
域可能也在项目记忆中捆绑组成一个项目的多个单一特
征（Slotnick，2010a）。

还应该注意的是，与情景记忆相关的区域（背外侧前额叶皮
层、顶叶皮层、内侧颞叶）也与项目记忆相关（Eldridge，
Knowlton，Furmanski，Bookheimer & Engel，2000；Wheeler &
Buckner，2004；Slotnick & Schacter，2007）。因此，这些区域更
常与长时记忆相关（但不包括语义记忆，见第 1 章和第 3.2 节）。

3.2　语义记忆

语义记忆指通过长时间（通常要数年）反复接触而习得的关
于事实的知识。语义记忆是一种长时记忆，因为对这种信息的提
取是有意识的，但是不提取学习场景的细节。在主观上，语义记
忆与"知道"相关联。与项目记忆相比，语义记忆与之有重要差
异，语义记忆通常指经过多年反复接触的学习，本节将讨论该话
题；而项目记忆通常指基于一次或几次重复且时间非常近的学习

（见第 1 章）。还应该指出，语义记忆指定义和概念知识，因此，这个认知过程将记忆领域和语言领域连接了起来（见第 8 章）。

语义记忆与左背外侧前额叶皮层（在与情景记忆相关的一个不同区域中）、前颞叶（anterior temporal lobes）、感觉皮层区域有关（Gabrieli，Poldrack & Desmond，1998；Martin & Chao，2001）。与语义记忆相关的左背外侧前额叶皮层激活在某种程度上可能反映语言加工（见第 8 章）。或者，左背外侧前额叶皮层中的激活可能反映了一个过程，即选择存储在其他皮层区域中的语义记忆。语义记忆也激活对应的感觉皮层区域。例如，命名动物会激活更多与"生物"感知相关的下外侧枕颞叶皮层（lateral inferior occipital-temporal cortex），而命名工具则会激活更多与"非生物"感知相关的下内侧枕颞叶皮层（medial inferior occipital-temporal cortex）（Martin & Chao，2001）。与语义记忆最常相关的区域是前颞叶皮层（anterior temporal cortex）。如图 3.3 所示，在一项针对阿尔茨海默氏病患者的研究中，患者无法完成基于完整语义记忆的对象命名任务，这种记忆损伤与左前颞叶（left anterior temporal lobe）皮层变薄高度相关。（Domoto-Reilly，Sapolsky，Brickhouse & Dickerson，2012）。这一发现表明，左前颞叶对语义记忆是必需的。

前颞叶在语义记忆中的作用是当前研究的一个课题。有一项假设是，前颞叶存储语义信息。或者，就像海马在情景记忆中连接信息那样，前颞叶可能以类似的方式连接不同皮层区域中的信息。有一些证据表明，前颞叶的不同区域调节不同类型的语义记忆，比如视觉语义记忆（如，"绵羊是什么样子的?"）、听觉语义记忆（如，"绵羊的叫声是什么样的?"）、或社会信息的语义记忆（如，"绵羊友好吗?" Skipper，Ross & Olson，2011）。

在一项 fMRI 研究中，受试者学习关于人、建筑，或锤子的事实（Simmons，Reddish，Bellgowan & Martin，2010）。例如，在 fM-RI 中，通过反复接触，他们学习"布鲁克斯牌锤子诞生 8 年了""帕特里克出生在小石头城"。学习与人相关的事实时，左右前颞叶的激活程度要比学习与建筑或锤子相关的事实时高，而学习与建筑或锤子相关的事实时这个区域的激活程度并不比学习其他事件时高。这些发现表明，在加工社会信息的语义记忆中，前颞叶可能特别重要。前颞叶在多大程度上专门加工社会信息的语义记忆或其与语义记忆更常相关的程度如何是未来的一个研究课题。

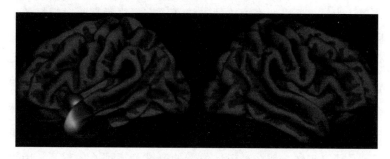

图 3.3　与语义记忆相关的大脑区域

阿尔茨海默氏病患者与语义记忆中断相关的皮层变薄（侧视图，枕极朝向中央）。

3.3　记忆巩固

如上详述，海马在长时记忆中捆绑不同皮层区域的信息。然而，长时记忆可能只在有限的时间内依赖海马。在记忆巩固的标准模式中，长时记忆表征从基于海马—皮层交互作用转变为基于皮层—皮层交互作用，这大约需要 1 ~ 10 年的时间（Alvarez &

Squire，1994）。对记忆巩固所用时间长度的估算基于海马损伤患者。例如，因暂时性缺氧造成海马损伤的人，可能在损伤前约一年里，其长时记忆已受损，这称为逆行性失忆症，对更早期事件则有完整的长时记忆。这表明，海马参与长时记忆提取约一年，因为更久远的长时记忆不再依赖海马，所以不会中断。

尽管记忆巩固的标准模式已非常有影响力，但有可信证据表明，海马损伤患者已中断长时记忆，尤其是海马损伤前超过 30 年发生事件的自传体记忆（Nadel & Moscovitch，1997）。这表明，海马在我们的整个生命周期中都参与长时记忆提取。这一模式的支持者认为，之所以标准模式的支持者没有报告远期长时记忆的中断，是因为用于评估记忆的测量方法不够敏感（Nadel & Bohbot，2001）。这说明，海马损伤患者可能有对约 15 年前的公共事件的完整语义记忆（如，他们可以回答这个问题："乔治·W. 布什对哪个国家基于有大规模杀伤性武器的猜测而宣战？"），但可能自传体记忆已受损（如，他们不记得 15 年前参观过迪斯尼乐园）。如果只评估语义记忆，那么对记忆中断的测试就不那么敏感了，因为语义记忆在海马损伤后不易中断（Nadel & Moscovitch，1997；Winocur & Moscovitch，2011）。这与语义记忆最常相关的各脑区一致（见本章第 3.2 节），但不包括海马。

在一项 fMRI 研究中，受试者回答与过去 30 年发生的新闻事件的相关问题，以评估语义记忆（Smith & Squire，2009）。在海马激活强度与新闻事件的函数（新闻事件发生时间分别为 3 年、6 年、9 年前）中，激活强度呈系统性递减，然后基本上趋于平稳，这表明，海马在最近时间的记忆中最易激活。这一证据被用于支持记忆巩固的标准模式，即海马只参与时间更近记忆的提取。这一解释存在两个问题。首先，只测试了语义记忆。因为海马似乎主要参与细节长时记忆的提取，比如情景记忆（见前两节），研究发现海马对远期语义记忆不那么重要并不令人惊讶，因为研究者使用了一个并不敏感的测试。其次，海马中对远期语义记忆的激活并没有降为零，而是远高于基线，甚至对那些30年前的事件也是这样。这表明，海马在整个周期内都参与了记忆提取（也说明这个区域在语义记忆任务执行中起到一定的作用）。如果海马不再参与，那么该区对远期记忆的激活强度会下降到零。因此，来自记忆巩固标准模式支持者的证据似乎也支持另一种假说，即海马在整个生命周期中都参与长时记忆。

虽然很多证据似乎支持海马参与发生在几十年前事件的长时记忆，但这样的证据很难解释，因为损伤位置的不确定性，及执行的记忆任务可能依赖海马（Knowlton & Fanselow，1998）。对于第一点，脑损伤很少局限于海马（见第 2 章）。损伤海马的创伤性事件（比如缺氧）常常也损伤其他区域（比如背外侧前额叶皮层）。如果多个区域遭到损伤，则不确定哪个损伤区域导致了记忆表现的中断。即使记忆巩固标准模式是正确的，但也可能有背外侧前额叶皮层受损的情况，该区已知在长时记忆提取中的作用很重要，是长时记忆缺失的原因。所以，若脑损伤局限于单一的感兴趣脑区，则其证据最为可信。

一项研究报告显示，仅有海马受损的局灶性病变（focal lesions）患者会有**暂时性完全失忆症**（**transient global amnesia**）（TGA），即暂时丧失长时记忆（即，情景记忆和项目记忆，但不包括语义记忆，见第 1 章），这往往由高度情绪化或身体激发事件所触发（Bartsch，Dohring，Rohr，Jansen & Deuschl，2011，见第 9 章）。图 3.4 显示 TGA 患者在急性期时（紧接着失忆症的阶段），对近期（12 年以下）和远期（30 年以上）记忆均有自传体记忆中断，比起对照组受试者（无脑损伤），他们的记忆成绩相当低，而且与其后续表现（follow-up performance）（失忆症消除后）相比也低得多。

关于为什么记忆巩固证据难解释的第二点是，确保执行的任务不依赖海马很重要。如果任务确实有海马的参与，那么对近期和远期记忆二者的提取可能几乎只依赖海马。例如，在一项fMRI研究中，受试者提取近期和远期情景记忆，并且在两种类型的提取中参与细节**记忆建构**（**memory construction**）12秒（Bonnici et al，2012）。记忆建构指在一段较长的时间里，对情景记忆的心理保持和精细加工。据报告，近期和远期情景记忆中的海马激活强度相似，然而，尚不清楚这一激活是由情景记忆提取过程还是记忆建构任务引起，因为已知后者过程会激活海马（Addis，Wong & Schacter，2007）。

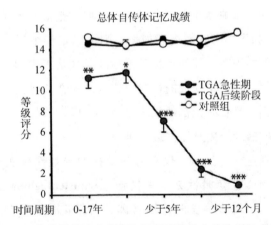

图3.4 海马损伤患者近期和远期事件的自传体记忆中断

在暂时性完全失忆症（**TGA**）发作之前，自传体记忆成绩与时间周期的函数图。**TGA**患者表现（灰色）和对照组受试者表现，包括**TGA**患者不再有损伤（后续阶段，黑色）后的表现和无损伤受试者的表现（白色，图例在右边）。

越来越多的证据表明，海马在整个生命周期都参与长时记忆。因此，记忆巩固的过程似乎不会导致从海马—皮层记忆表征到皮层—皮层记忆表征的完全转移。正如专栏 3.2 中所阐释的，这仍然是一个备受争议的话题，在未来几年中仍将继续讨论。

专栏 3.2：记忆巩固的辩论双方都相信他们自己正确？

　　那些记忆巩固标准模式和另一种模式的支持者都坚信他们自己是正确的，而对方观点是错误的。这对科学家来说并不少见，甚至最有智慧、最著名的科学家，即使结果与之矛盾，他们也相信自己偏爱的假设是正确的（Plat，1964）。在科学界，当人们认为多个假设均可行，且用实验结果来排除一个特定的假设时，真相会揭示得更快。与结果不矛盾的假设将保持最大的可行性，直到有人提出新的假设来验证。这是科学的方法。幸运的是，尽管对偏好假设的强烈信任常常会阻碍科学的进步，但如果这个假设是错误的，那么最终会有足够多的矛盾证据将其排除出去。

3.4　巩固与睡眠

　　巩固指长时记忆在各相关脑区中的变化。虽然巩固的过程需经数年，但是已知它会在下一周期的睡眠中开始。睡眠的主要作用可能是将新记忆整合到我们庞大的记忆存储中，同时尽量不破坏旧记忆。如图 3.5A 所示，睡眠包括**快速眼动（rapid eye movement）（REM）**期和非快速眼动（non-REM）期，它们每90 分钟交替一次，non-REM 睡眠的四个阶段逐渐加深。值得注

意的是，夜晚睡眠的前半部分由 non-REM 睡眠主导，而 REM
睡眠的量则在后半部分增加。non-REM 的阶段 3 和阶段 4 称为
慢波睡眠（slow wave sleep），具有特殊意义，因为这两个阶段
对长时记忆的巩固非常重要（Stickgold & Walker，2005；Ellenbo-
gen，Payne & Stickgold，2006；Marshall & Born，2007）。相比之
下，REM 睡眠似乎对内隐记忆的巩固尤为重要。

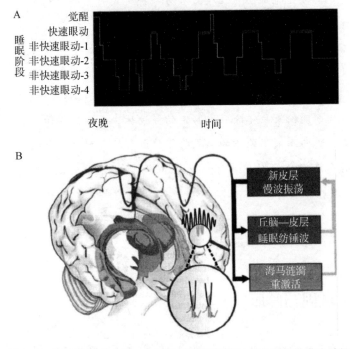

图 3.5　睡眠的多个阶段，与慢波睡眠与长时记忆巩固相关的大脑振荡波
（A）对一典型的夜间睡眠，快速眼动和非快速眼动（NREM）睡眠阶段与
事件的函数（深灰色横条显示 REM 睡眠）。（B）大脑示意图，包括皮层
（灰白色）、丘脑（靠近中心的深灰色结构）、海马（浅灰色结构，枕极向
左），此外还有皮层慢波、丘脑—皮层睡眠纺锤波、海马尖波涟漪（标注在
右边）。

顾名思义，慢波睡眠与脑激活的慢波（低于 1 赫兹）相关，脑激活可用 EEG 在整个头皮上测量。慢波精心编排一系列的大脑过程来调节长时记忆巩固的加工（Payne，2010；Born& Wilhelm，2012）。慢波在下降状态（down-states）和上升状态（up-states）之间交替出现，前者对应脑激活整体减少，后者对应脑激活整体增加。如图 3.5B 所示，慢波与其他脑电波同步，包括**丘脑—皮层睡眠纺锤波**（**thalamic-cortical sleep spindles**）（振荡频率为 11～16 赫兹）和**海马尖波涟漪**（**hippocampal sharp-wave ripples**）（振荡频率约为 200 赫兹）。海马尖波涟漪特别重要，因为已知其协调海马—皮层的交互作用，这反映来自前一觉醒周期（waking period）的记忆重建（reproduction）。简而言之，在慢波睡眠中，来自前一觉醒周期的重要长时记忆被回放，此过程反过来强化了这些记忆，从而实现了巩固。虽然这种记忆巩固机制建立在通过重复激活来强化记忆表征的基础之上，但有人提出，睡眠可能也会削弱不重要事件的记忆表征，为第二天将发生的事件提供一个干净的记忆空间（Axmacher，Draguhn，Elger Fell，2009）。

两项广为人知的实证研究为慢波睡眠在长时记忆巩固中的作用提供了证据支持。在一项经颅交流电刺激（tACS）研究中（见第 2 章），受试者在睡觉前学习成对的单词（Marshall，Helgadottir，Molle Born，2006）。受试者处于慢波睡眠时，用 0.75 赫兹的微弱电流刺激额外侧电极，以诱发大脑慢波振荡。受试者醒来后，给他们呈现每对单词中的一个，要求其回忆另一个，这是标准的长时记忆任务。另一个夜晚，相同的受试者睡前学习不同的单词对，这是一种基线表现测量方法。在 0.75 赫兹刺激情况下，与无刺激情况相比，单词的记忆率高出一倍多。相比之下，在单词回忆任务中，5 赫兹的刺激并未提高表现。0.75 赫兹刺激情况也提高了另一项长时记忆任务的表现，但在两项内隐记忆任务中却没有任何提高。这些结果表明，慢波睡眠对长时记忆巩固非常重要。

在另一项研究中，受试者在小睡前学习呈现于电脑屏幕不同位置的对象及伴随的对应声音提示（如，猫的图片会伴随声音"喵"）（Rudoy，Voss，Westerberg & Paller，2009）。小睡已知由慢波睡眠主导。小睡中，一半的对象对应的声音提示呈现。小睡后，每个对象呈现，受试者回忆该对象之前的空间位置。比起小睡中没有声音提示的对象，对有声音提示的对象的空间记忆表现更好。声音提示在睡眠中播放时，可能会通过海马—皮层的交互作用激活对应对象在之前空间位置的表征，这反过来强化了记忆痕迹（memory trace）。这些研究结果证明，慢波睡眠对长时记忆巩固很重要。然而，这是一个相对较新的研究领域，还有很多工作需要开展，以理解睡眠在长时记忆巩固中的作用。

3.5 记忆编码

长时记忆通常指提取过程。然而，长时记忆也指编码、信息获取（见第 1 章）。日常生活中，如果不做努力，则长时记忆编码很少发生。如果人们关注某事或该事富有意义，则以后可能会记住它。

在实验室中，用**相继记忆分析**（**subsequent memory analysis**）来识别与长时记忆编码相关的各脑区。一个标准的记忆范式是，学习阶段呈现一列项目，然后在测试阶段呈现新、旧项目，受试者做新/旧识别判断。实验全部完成后，将学习阶段呈现的每个项目基于测试阶段对该项目的相继反应归类。例如，如果单词"狼"和"海洋"伴随其他单词在学习阶段呈现，而且这些单词在测试阶段的相继反应分别为"旧"和"新"，那么这些单词在编码中会被归类为相继记得（subsequently remembered）（对一个旧单词的相继"旧"反应，如，对"狼"反应为"旧"）和相继遗忘（subsequently forgotten）（对一个旧单词的相继"新"反应，如，对"海洋"的"新"反应）。通过对比相继记得项目和相继遗忘项目可识别与成功编码相关的脑激活。

　　长时记忆编码和提取可能看上去好像是特别不同的心理过程，但它们其实非常相似。记忆编码可认为是一个事件的初始体验（initial experience），而记忆提取可认为是同一事件的重新体验（re-experience）。因此，fMRI 的相继记忆分析总是揭示出，长时记忆编码激活的脑区和与长时记忆提取相关的脑区相同，这并不令人惊讶（Spaniol et al.，2009；Kim，2011）。具体而言，如图 3.6 所示，成功的长时记忆编码与感觉区域和控制区域中的激活有关，包括背外侧前额叶皮层、顶叶皮层、内侧颞叶。

　　虽然长时记忆的编码和提取都很大程度上由相同的脑区来调节，但也有一些细微差异。例如，内侧颞叶中的鼻周皮层与项目信息的长时记忆编码和提取相关，但在编码和提取中，该区中的激活强度极性相反（opposite polarity）。在成功的项目记忆编码中，鼻周皮层激活增加（Davachi，Mitchell & Wagner，2003），这可能反映因注意而起的放大加工（见第 8 章）。在成功的项目记忆提取中，鼻周皮层激活减少（Ross & Slotnick，2008），这可能反映项目在测试中重复呈现时更流畅的神经加工（见第 7 章）。海马也与长期记忆编码和提取相关，在这两种过程中，激活强度均有增加。该区可认为在长时记忆编码和提取中，捆绑在不同皮层区域中加工的信息。尽管如此，有证据表明，在长时记忆编码和提取中，海马亚区（sub-regions）中的激活模式有所不同（Duncan，Tompary & Davachi，2014）。这些差异说明，与长时记忆编码和提取相关的脑区并不总是相同。然而，对于绝大多数涉及编码和提取的人类长时记忆研究，得到的结果都是相同的通用模式。也就是说，成功的长时记忆编码和提取依赖背外侧前额叶皮层、顶叶皮层、内侧颞叶。

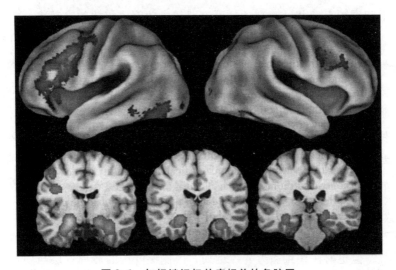

图 3.6　与相继记忆效应相关的各脑区
与相继记忆相关的 **fMRI** 激活（图上，侧视图，枕极朝向中央；图下，冠状视图，左侧图片为最前部，右侧图片为最后部）。内侧颞叶激活，以海马为中心，在两个半球的每张冠状图片的底部附近显示。

3.6　性别差异

女性与男性在长时记忆任务上的行为表现可能不同（Andreano & Cahill，2009）。男性常常在空间记忆任务上表现更好，比如心理旋转（mental rotation），这需要工作记忆，因为必须记住对象表征（object representation）（见第 1 章），并且通过先前学习过的环境来导航。女性通常在长时记忆任务上表现更好，这些任务可依赖于言语记忆（verbal memory）（比如单词表识别和回忆）、联想记忆、自传体记忆。由于几乎所有长时记忆任务都可运用言语记忆策略来完成，所以女性一般比男性的行为表现更好。大脑上的性别差异可以解释这种女性相对优越的行为表现。女性在海马和背外侧前额叶皮层中有更多的雌激素受体（estrogen receptors），可以增加这些脑区中的激活（Cahill，2006），这两个脑区是与长时记忆相关的三个脑区中的两个（见本章第 3.1 节）。相对于大脑的整体大小，女性的海马和背外侧前额叶皮层也比男性的大（Goldstein et al.，2001）。此外，女性的语言加工皮层的容量（volumes）相对较大（见第 1 章），这可能对她们优秀的言语记忆有所贡献。

女性和男性在执行相同的任务时常常采用不同的认知策略，大脑的激活模式也有所不同。一项 fMRI 研究探究在对象位置关联记忆中两性是否在海马中存在差异（Frings et al.，2006）。受试者男女各 10 位。在学习模块中，受试者观看一段视频，就好像他们正穿行在一个有五个彩色几何对象的虚拟环境中。

图 3.7A 显示了环境鸟瞰图（aerial view）。在识别模块中，每个对象的鸟瞰图在旧位置或新位置上呈现。受试者回答每个对象在"旧"位置上还是在"新"位置上。在基线模块中，相同的对象以两种不同大小的体积呈现，受试者回答大对象是在"左"还是在"右"，这受控于视觉感知和运动加工。

每位受试者也使用以下 4 点量表（four-point rating scale）来

描述他们用于学习对象位置的策略：1. 全用言语；2. 言语多过形象；3. 形象多过言语；4. 全用形象。尽管女性和男性受试者在行为表现上没有差异，但女性受试者的平均策略评分（average strategy rating）为 2.5，男性受试者为 4。这表明，女性受试者更多使用言语记忆策略，而男性受试者只使用空间/非言语记忆策略。除了其中一位，所有受试者识别模块和基线模块的对比均产生海马激活。图 3.7B 显示绝大多数男性受试者的激活呈现出右海马的偏侧化（即，右海马中的激活程度比左海马中的大）。

另一项探究性别差异的 fMRI 模块研究同样发现，在言语项目记忆中，女性左海马中的激活比男性的大（Banks，Jones-Gotman，Ladowski & Sziklas，2012）。这些发现与脑损伤患者研究结果一致，后者指出，左内侧颞叶受损会破坏言语记忆，右内侧颞叶受损会破坏视觉记忆（见第 9 章）。

在海马之外，一项事件相关 fMRI 研究显示，在对比 12 秒自传体记忆试验和类别生成试验时（如，在类别"工具"中生成 7 个范例），女性在背外侧前额叶皮层和顶叶皮层中的激活比男性的大（Young，Bellgowan，Bodurka & Drevets，2013）。

先前的 fMRI 研究结果显示，在长时记忆提取中，女性在左海马、背外侧前额叶皮层、顶叶皮层中的激活比男性的大。这种更强的功能激活可能反映出：在长时记忆任务中，与男性相比女性中这些脑区的参与增加，来调节她们通常优秀的表现。然而，之前所有的 fMRI 研究都在一段较长时间内使用了组块设计或试验，这样的结果可能会受到组块或试验类型间的难度差异的影响（这种情况下，高激活强度与高难度相关，见第 2 章）。

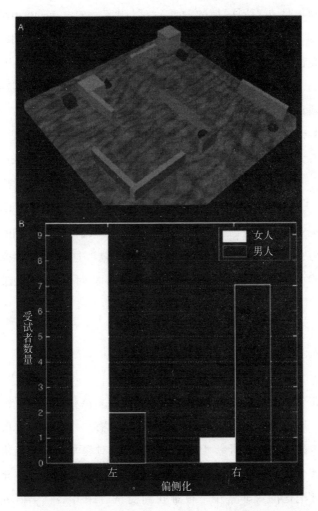

图 3.7　对象—位置虚拟环境和海马偏侧化结果

（A）虚拟环境中将要被记住（**to-be-remembered**）的对象—位置关联例子（对象为深灰色，鸟瞰图）。（B）女性受试者（女人）和男性受试者（男人）数量与对左海马或右海马的海马激活偏侧化（图例在右上角）。

　　重要的是，海马中的性别差异是定性（qualitative）的（即，女性和男性在不同区域的激活），而测定量的（quantitative）差异（即，女性和男性在相同区域中的不同激活程度）很困难。未来在性别差异方面的 fMRI 研究应采用事件相关设计，并做适度对比，以分离感兴趣的认知过程（如，旧命中与旧遗漏的对比分离项目记忆）。

关键的是，有大量证据阐释性别差异存在于行为表现、神经化学、大脑解剖、大脑功能等各个方面（Cahill，2006；Andreano & Cahill，2009）。在认知神经科学领域，性别差异在很大程度上被忽视了，因为缺乏意识和/或 fMRI 的高成本（见第 11 章），探究性别差异的研究需要约两倍的受试者。幸运的是，性别差异最近成为行为神经科学领域的一个重要议题。这带来各学科对性别差异的高度认识，将促进认知神经科学对这一重要课题的研究。

3.7 超常记忆

在正常范围内，人们的长时记忆能力天然各有不同，但有极少的个体拥有真正的超强记忆能力。虽然有很多富有成效的探究记忆障碍脑机制的研究（见第 5 章），但对超常记忆的脑机制却知之甚少，这种研究成果可认为是极大的成功。部分原因是，拥有超常记忆的人非常少，很难找到受试者来开展科学研究。另外，一些研究比另一些更热门，超常记忆目前并不是记忆领域的重要研究课题。幸运的是，有一些零星的研究已经开始揭示超常记忆的脑机制。

一项关于超常记忆的研究聚焦伦敦汽车司机，他们必须了解 25000 条城市街道的布局和数千个城市景点的位置。在一项研究中，研究人员评估了出租车司机和对照组受试者（不驾驶出租车）的脑区大小是否不同（Maguire et al.，2000）。他们的研究假设是，如果出租车司机的某脑区使用更多（或更少），则该脑区会增大（或缩小）。他们发现，出租车司机只有海马的大小发生了变化，海马后部的灰质体积相对"增加"，海马前部的灰质体积相对"减少"。此外，两种海马灰质大小的变化类型与他们从事出租驾驶的时间长短相关，范围从 1.5－42 年（从事时间最长的变化最大）。图 3.8 显示海马后部中的正相关关系。

这些海马后部效应支持第 3.3 节中描述的另一种巩固模式，即远期长时记忆依然依赖这个区域。后续研究（Maguire，Woollett & Spiers，2006）对伦敦出租车司机和伦敦巴士司机的脑区大小做了比较，后者在驾驶经验、压力、其他因素等方面是更匹配的对照组。结果得到了相同的模式，出租车司机的海马后部比巴士司机的相对较大，前部相对较小，而且这与他们开出租车的时间长短相关。

研究人员还发现，出租车司机从记忆中复制复杂图片的能力较差，对同一组的后续研究（Woollett，Spiers & Maguire，2009）也得到了相同的结果，也表明，在学习对象—位置配对和单词配对方面，出租车司机比对照组受试者差（他们还指出，出租车司机的智商为平均水平）。这些行为记忆障碍可能是由于伦敦出租车司机的海马前部体积相对较小。因此，虽然出租车司机在伦敦街道导航方面有超常记忆，但其似乎是以损坏其他记忆为代价的。

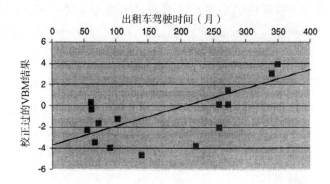

图 3.8　伦敦出租车司机海马后部大小变化与其驾驶时间

海马后部的大小（显示于 y 轴）用基于体素形态学分析（voxel-based morphology）（VBM）测量。

　　另一组具有超常记忆的是那些参加过世界记忆锦标赛的人，以及那些以记忆力非凡而知名的人。一项研究将这些人与对照组受试者做了比较，评估他们在记忆任务中某些方面是否不同，包括认知能力、脑区大小、fMRI 激活强度（Maguire，Valentine，Wilding & Kapur，2003）。在认知能力测试中，那些有超常记忆的人与对照组受试者并无不同（如，智商范围分别为 95 –119 和 98 –119），他们的所有脑区大小也无差异。fMRI 任务需要记忆一系列数字（那些有超常记忆的人擅长这项任务）、一系列面孔、或一系列雪花图片。在各任务中，那些有超常记忆的人在海马后部、压后皮层、内侧上顶叶皮层（medial superior parietal cortex）中的激活较大，这些脑区与长时记忆相关（见本章第 3.1 节）。

　　几乎所有的有超常记忆的受试者都提到，他们使用了一种称为**轨迹记忆法（method of loci）**的记忆策略。这个方法需要首先在学习阶段将每个项目与一个特定序列的对象相关联，就像一个人在心理上走过某熟悉环境（如，在学习阶段将每个项目与一件家具相关联，该家具是在进入房间后心理上依次"看到"的）。为了记住学习阶段的项目序列，受试者在心理上再次走过该熟悉环境，这样就可以按照初始呈现的顺序提取学习过的项目。尤其值得注意的是，那些有超常记忆的人在海马后部有激活，与前述伦敦出租车司机身上的发现一致，这可能反映受试者采用轨迹记忆法策略时空间信息的提取。

一项案例研究探究另一位有超常记忆的人，以 PI 著称，其能背出圆周率小数点后数字超过 65000 位（Raz et al. , 2009）。就像上面描述的具有超常记忆的人一样，在大多数认知任务上，PI 与对照组受试者的表现相似。最突出的是他超常的工作记忆能力（处在 99.9 个百分位），虽然他的一般记忆在平均水平（处在 50 个百分位）。此外，PI 在视觉记忆测试中遭遇障碍（处在第 3 个百分位或更低）。因此，与伦敦出租车司机一样，PI 的超常记忆能力似乎让他在专长领域之外付出了代价。

最后一组受关注的是拥有超常记忆的人，他们具有**超级自传体记忆**（**highly superior autobiographical memory**）。这些人对他们的学龄儿童期和成年生活的每一天都有详细的情景记忆。给他们任何一个日期，他们都能回忆起那周的每一天、那天发生的公共事件、那天详细的自传体细节。

在一项针对有超级自传体记忆的受试者的研究中，他们对大多数标准认知任务的表现都属正常（LePort et al. , 2012）。毫不奇怪，他们的自传体记忆测试分数奇高。一项对具有超级自传体记忆受试者与对照组受试者间不同脑区的比较揭示出若干差异，包括海马旁回中较大的白质相关性（这可能反映与情景提取相关的更多的背景加工），及相对较小的前颞叶皮层。与语义记忆相关的前颞叶皮层缩小（见本章第 3.2 节）可能反映出该区被弃用，因为那些有超级自传体记忆的人更依赖情景提取。虽然本研究不包括语义记忆测试，但更小的前颞叶皮层可表明，那些有超级自传体记忆的人可能在这些任务上缺乏能力。该假设应在未来的研究中得到检验。

这三组具有超常记忆的个体出现了一些共性。首先，拥有超常记忆的人智力常常处于平均水平。其次，虽然在某个领域具有超常记忆能力，但往往他们在另一领域的记忆能力较差。这与认知功能的零和模式（zero-sum model）相符，即一项或一组能力的获得与另一项或一组能力的丧失有关。另一个问题是，那些具有超常记忆的人是先有大脑变化再有心理能力的，还是他们锻炼心理能力后导致了大脑改变。就伦敦出租车司机案例而言似乎是后者，因为他们的记忆能力和大脑结构在退休后恢复正常（Woollett et al.，2009）。对其他组的人来说，可能是先天和后天的结合，后天的培养驱使他们改进心智加工和脑加工。超常记忆研究仍然处于起步阶段，有望成为激动人心的新研究领域。

本章小结

- 除了感觉皮层区域，三个最常与长时记忆（即，情景记忆和项目记忆）相关的大脑控制区域是背外侧前额叶皮层、顶叶皮层、内侧颞叶。

- 在内侧颞叶中，鼻周皮层调节项目记忆，海马旁皮层调节背景记忆，海马捆绑项目记忆和背景记忆。

- 除了感觉皮层区域，语义记忆还与左背外侧前额叶皮层和前颞叶相关。

- 一个研究议题是，前颞叶是否直接存储语义信息，或该区是否捆绑存储在其他皮层区域中的信息。

- 根据长时记忆巩固的标准模式，情景记忆从基于海马—皮层交互作用转变为基于皮层—皮层交互作用，这一过程需经数年。

- 越来越多的证据支持长时记忆巩固的另一种模式，即提取总是依赖海马。

- 长时记忆巩固主要发生于慢波睡眠期间。

- 慢波睡眠与频率小于 1 赫兹的广泛的皮层调制（cortical modulation）相关，且主要发生与非快速眼动睡眠的阶段 3 和阶段 4 及小睡中。

- 在睡眠中，慢波与其他脑波同步，包括丘脑—皮层睡眠纺锤波（振荡频率为 11～16 赫兹）和海马尖波涟漪（振荡频率约为 200 赫兹）。

- 海马尖波涟漪协调海马—皮层的交互作用，反映来自前一觉醒周期的记忆回放，这反过来强化了这些记忆，从而实现了长时记忆巩固。

- 与长时记忆编码相关的各脑区同与长时记忆提取相关的各脑区几乎一样。

- 与男性相比，女性通常更多采用言语记忆策略，且在长时记忆任务上表现更好。

- 有证据表明，与男性相比，女性在长时记忆中，其背外侧前额叶皮层、顶叶皮层、左海马中的激活强度较大。

- 有研究报告指出，那些具有超常记忆的人的大脑有所改变，包括有些脑区体积相对较大，这似乎是为他们非凡的能力提供支持。

- 虽然这个课题需要开展更多的研究，但有结果显示，那些具有超常记忆的人通常智力处于平均水平，而且他们在某一领域的超凡记忆似乎要用其他领域的较差表现作为代价。

问题回顾

1. 最常与情景记忆相关的脑区有哪些？
2. 有更多的证据支持巩固的标准模式还是另一种模式？
3. 哪种睡眠类型对长时记忆巩固尤其重要？
4. 长时记忆编码和提取这两种认知过程相对相似还是相对不同？
5. 在长时记忆任务中，女性通常比男性更多采用哪种策略？
6. 在大多数认知测试中，那些具有超常记忆的人能力更强吗？

延伸阅读

Rugg, M. D. & Vilberg, K. L. (2013). Brain networks underlying episodic memory retrieval. *Current Opinion in Neurobiology*, 23, 255 −260.

This article reviews evidence indicating that episodic memory is associated with a core network of brain regions including the dorsolateral prefrontal cortex, the parietal cortex, and the medial temporal lobe.

Simmons, W. K. , Reddish, M. , Bellgowan, P. S. & Martin, A. (2010). The selectivity and functional connectivity of the anterior temporal lobes. *Cerebral Cortex*, 20, 813 −825.

This fMRI study investigates the nature of semantic memory processing in the anterior temporal lobes and finds that this region is preferentially associated with processing social information.

Bartsch, T. , Döhring, J. , Rohr, A. , Jansen, O. & Deuschl, G.

(2011). CA1 neurons in the human hippocampus are critical for autobiographical memory, mental time travel, and autonoetic consciousness. *Proceedings of the National Academy of Sciences of the United States of America*, 108, 17562 −17567.

This study illustrates that patients with lesions in the hippocampus have deficits in both recent and remote episodic memory retrieval, which supports the alternative model of consolidation.

Born, J. & Wilhelm, I. (2012). System consolidation of memory during sleep. *Psychological Research*, 76, 192 −203.

This manuscript reviews the role of sleep in long −term memory consolidation.

Maguire, E. A. , Gadian, D. G. , Johnsrude, I. S. , Good, C. D. , Ashburner, J. , Frackowiak, R. S. & Frith, C. D. (2000). Navigation −related structural change in the hippocampi of taxi drivers. *Proceedings of the National Academy of Sciences of the United States of America*, 97, 4398 −4403.

This study shows that taxi drivers who have superior memory for navigating the streets of London have a relatively larger posterior hippocampus and a relatively smaller anterior hippocampus.

第 4 章 长时记忆相关大脑时序

学习目标

- 理解与回想和熟悉性相关的时序及脑激活定位。
- 对比涉及熟悉性相关激活的科学辩论及双方提供的证据。
- 描述何谓同步激活及该激活如何表明两脑区存在交互作用。
- 列示与长时记忆相关的脑激活的三个频带。

  绝大多数关于长时记忆的人类神经学研究聚焦于识别与这种加工相关的激活的空间位置（见第 3 章）。虽然脑激活的时间维度常常被忽略，但这并不意味着它是静态的（不随时间变化）。实际上，脑激活会随时间快速变化，而且必须追踪激活的时间动态，以理解记忆的脑机制。本章的重点在于与长时记忆相关的脑激活时序。前面已经讲过（见第 1 章和第 3 章），回想指细节信息的提取，而熟悉性指非细节信息的提取。

  本章首先介绍与熟悉性和回想相关的事件相关电位（ERP）激活（见第 2 章）（4.1 节内容）。熟悉性与额叶脑区中的激活有关，该激活发生于刺激呈现后的 300 到 500 毫秒间；回想与顶叶脑区中的激活有关，该激活发生于刺激呈现后的 500 到 800 毫秒间。4.2 节讨论一个科学争论，关注与熟悉性相关的 ERP 激活。4.3 节显示两个不同脑区中的同步激活（即，一起增加和减少的激活时序），说明这两个脑区存在交互作用。在长时记忆中，这种脑区间的同步激活通常发生在激活的特定频带，包括 θ 频带（theta frequency band）（每秒 4 ~ 8 个周期，即，赫兹）、α 频带（alpha frequency band）（8 ~ 12 赫兹）、γ 频带（gamma frequency band）（大于 30 赫兹）。θ 激活反映长时记忆中海马与皮层区域间的交互作用；α 激活反映皮层区域的抑制；γ 激活则反映不同皮层区域中的特征加工，这些区域联合起来构建完整记忆。

4.1 激活时序

绝大多数与长时记忆相关的脑激活时序研究都是用 ERPs 实施的。ERP 记录涉及放置在头皮表面的电极，它测量与脑激活相关的快速变化的电压（即，电位（potentials））（见第 2 章）。电极根据对应的脑叶命名，比如顶叶（P）或额叶（F），奇数号码的电极在左半球，偶数号码的电极在右半球。对于每个电极，通过绘制对应电压与时间的函数图来给出与每个感兴趣事件类型相关的激活时序。虽然本质上皮层激活的定位是不确定的，但在给定时间段内，可假定电压值升高反映相关区域的脑激活增大（见第 2 章）。

记忆的 ERP 研究聚焦于两类大脑激活成分（components），认为它们反映了熟悉性和回想（Curran，Schacter，Johnson Spinks，2001；Rugg Curran，2007），这是两种长时记忆类型（见第 1 章）。

第一种 ERP 成分（ERP component）称为**中线额区新/旧效应**（**mid-frontal old-new effect**），发生于试验呈现后 300 到 500 毫秒间，额部电极出现最大振幅（mid 指头部中间，虽然常常是对左半球的偏侧化（lateralized to）），而且与对新项目的正确拒绝（即，对新项目反应为"新"）相比，对旧项目基于熟悉性的准确提取（即，对旧项目反应为"旧"）中的振幅较大。

第二种 ERP 成分称为**左侧顶区新/旧效应**（**left-parietal old-new effect**），发生于试验呈现后 500 到 800 毫秒间，左侧顶区电极出现最大振幅（虽然其常常发生于两个半球），而且与对新项目的正确拒绝相比，对旧项目基于回想的提取中的振幅较大。

在一项阐释这些 ERP 成分的研究中，受试者在学习阶段观看成对对象的图片，然后在测试阶段呈现单个旧对象或新对象图片，受试者做"记得/知道/新"判断（Vilberg, Moosavi & Rugg, 2006）。

图 4.1A 左上角显示在电极 F5 上介于 300 到 500 毫秒间的中线额区新/旧效应，即与旧项目的"知道"反应相关的激活，可假定反映熟悉性（见第 1 章），比与新项目的"新"反应相关的激活强度大（positive in magnitude）。在同一电极上，与旧项目的"记得"反应相关的激活也比与新项目的"新"反应相关的激活强度大（且与旧项目的"知道"反应的激活强度一样），考虑到"记得"项目也很熟悉，这个结果是预计到的。中线额区新/旧效应反映 ERP 成分量的改变，为负值，所以这种成分称为 **FN400**（即，刺激呈现后约 400 毫秒，额区成分量为负）。

图 4.1A 左下角显示在电极 F5 上介于 500 到 800 毫秒间的左侧顶区新/旧效应，即与旧项目的"记得"反应相关的激活，可假定反映回想（见第 1 章），比与旧项目的"知道"反应和新项目的"新"反应相关的激活强度大。

图 4.1B 左边显示中线额区新/旧效应的**地形图**（**topographic map**）（即，整个头皮上的激活强度），在这个例子中是左偏

侧化，图 4.1B 右边显示左侧顶区新/旧效应的地形图。

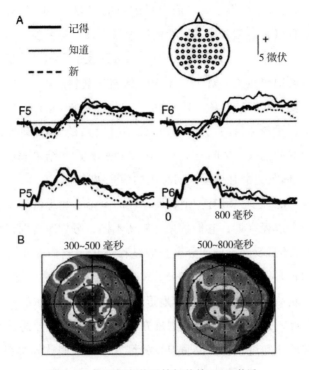

图 4.1　与回想和熟悉性相关的 ERP 激活

（A）与旧项目"记得"反应（回想）、旧项目"知道"反应（熟悉性）、新项目"新"反应相关的额区和顶区电极上的激活时序（微伏与毫秒的函数）（事件、电极、振幅，图例在顶部）。（B）两张地形图，分别阐释介于 300 到 500 毫秒间的中线额区新/旧效应（图左）和介于 500 到 800 毫秒间的左侧顶区新/旧效应（图右，上视图，枕极在底部，更明显的激活以深色显示）。

前述结果阐释了普遍接受的观点，即中线额区新/旧效应反映熟悉性，左侧顶区新/旧效应反映回想。也有令人信服的证据表明，左侧顶区新/旧效应的强度对应回想起的信息量。在之前的研究中（Vilberg et al., 2006），受试者做分级"记得"反应，即"R2"对应记得之前与旧项目配对的对象，"R1"对应记得其他信息（如，看到学习阶段的旧项目出现在屏幕上，但不是与之配对的对象）。可以假定，相比"R1"反应，"R2"反应与更多细节的回想相关。对于介于 500 到 800 毫秒间的 P5 电极上的激活强度，对旧项目的"R2"反应最大，对旧项目的"R1"反应居中，对新项目的"新"反应最小（之后的 ERP 研究结果显示了相同的模式，Vilberg & Rugg，2009）。这些结果表明，左侧顶区新/旧效应的强度反映回想中的信息提取量。

认知心理学领域有一个长期存在的争论，熟悉性和回想是反映同一个过程（即，它们数量上有所不同，分别对应弱记忆和强记忆），还是反映不同的分离开的过程（即，它们性质上有所不同）（Slotnick & Dodson，2005；Wixted，2007）。中线额区新/旧效应和左侧顶区新/旧效应在地形图、时间、功能上都是可分离的。因此，这些单独的神经测量方法可用来表明，熟悉性和回想是单独的认知过程，并说明神经测量方法会限制认知解释（cognitive accounts）（另见 Slotnick，2013b）。

除了发生于 300 到 500 毫秒间的中线额区新/旧效应和发生于 500 到 800 毫秒间的左侧顶区新/旧效应，还有第三种 ERP 成分，发生于 1000 到 1600 毫秒之间。该成分在右侧额区电极出现最大振幅，相比对新项目的正确拒绝，对旧项目基于回想或基于熟悉性的提取中的振幅较大（Curran et al., 2001；Vilberg et al., 2006；Vilberg & Rugg，2009；Woroch & Gonsalves，2010）。图 4.1A 右上角说明了这种 ERP 成分，在电极 F6。

虽然这种 ERP 成分通常不是记忆研究的重点，但它可称为**右侧额区新/旧效应（right-frontal old-new effect）**。该效应较晚出现表明，其可能反映后提取监测（即，评估刚刚记住的内容）或记忆的精细加工（memory elaboration）（即，填补先前经验的细节）。考虑到这个领域的研究非常匮乏，这些可能性都是推测而得。因为之前的研究没有聚焦于右侧额区新/旧效应，所以未来的认知神经科学和认知心理学研究需了解其在长时记忆提取中的作用。

如第 3 章所述，与长时记忆相关的脑区包括背外侧前额叶皮层和下顶叶皮层。前面讨论过，这些区域对应额区和顶区电极上的 ERP 成分。在一项研究中，使用 fMRI 和 ERPs 实施同样的记得/知道/新任务，但受试者不同（Vilberg & Rugg，2009）。ERP实验中的左侧顶区新/旧效应和 fMRI 实验中的左下顶叶皮层追踪回想中的信息提取量。这些结果表明，左下顶叶皮层是左侧顶区新/旧效应的基础。然而，中线额区新/旧效应和右侧额区新/旧效应基于哪个脑区目前尚无人知晓。需要开展更多的、结合高空间分辨率和高时间分辨率方法（比如 fMRI 和 ERPs）（见第 2章和第 11 章）的研究来探究长时记忆提取的时空动态（spatial-temporal dynamics）。

4.2 FN400 争论

如上所述，中线额区新/旧效应对应 ERP FN400 成分的调制，这是它也称为 FN400 效应的原因。人们假设，FN400 不反映熟悉性（有意识过程），而反映重复启动（无意识过程）（Paller，Voss & Boehm，2007）。重复启动指重复某项目时发生的脑激活强度的改变，被认为可反映更高效、更流畅的项目加工（见第 1 章和第 7 章）。内侧颞叶受损的失忆症患者的有意识长时记忆遭破坏（见第 3 章和第 9 章），但重复启动效应相对正常（见第 7 章），这说明重复启动是无意识过程。结果显示在图 4.1A 中，左上角，刺激呈现后 300 到 500 毫秒间，与重复启动假设一致，虽然在第 4.1 节中讨论的是它们反映熟悉性。换言之，相比新项目（对应第一次呈现的项目）的激活强度，旧项目（对应第二次呈现的项目）的激活强度（即，旧项目的"记得"或"知道"反应）更小。因此，基于图 4.1A 中（左上角）显示的结果，目前尚不清楚，与旧项目相关的 FN400 强度的减弱是反映熟悉性，还是反映重复启动。

帕勒（Paller）及同事认为，FN400 效应对应一种称为**概念重复启动**（**conceptual repetition priming**）的重复启动（见第 7 章）。因为概念或基于语意（meaning-based）的加工已知发生于额叶皮层中，所以概念重复启动效应可表现为因重复项目而在额叶皮层中出现的激活强度变化。

在一项旨在评估概念启动是否能调制 FN400 的研究中，学习阶段向受试者呈现抽象形状，然后测试阶段呈现旧形状和新形状（Voss，Schendan Paller，2010）。在学习阶段和测试阶段，受试者均根据某 4 点量表评价每个形状的意义性，4 点量表的范围从"无意义"到"高意义"（high meaningfulness），高意义可假定反映概念加工（如，一个像鸟的形状激活了概念"鸟"，则应评价其为"高意义"）。

图 4.2 显示在额区电极上 300 到 500 毫秒间的概念启动效应，尤其是中间和右半球上的（电极 Fza 和 F4i 上），因为相比"低意义"旧形状或新形状，与"高意义"旧形状相关的激活强度较大。之后的一项研究中使用了中国古文字作为刺激，结果得到了相同的模式（Hou，Safron，Paller & Guo，2013）。这些激活

强度的变化可假定反映了概念启动。

但是，这种概念启动激活不对应 FN400 的原因有二。首先，在这些研究中，概念启动 ERP 成分强度为正，这说明这一成分由另一不同脑区产生，而不是 FN400 基于的区域。其次，概念启动效应在中央—顶区电极（如，Cz 和 Pzi 电极）上最大，这也表明，这种效应基于的脑区与产生中线额区新/旧效应的脑区不同。

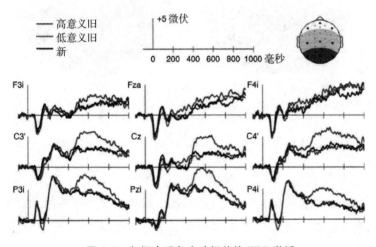

图 4.2　与概念重复启动相关的 ERP 激活
与高意义旧项目、低意义旧项目、新项目相关的额区电极、中央电极、顶区电极上的激活时序（事件，振幅与时间的函数，单位为微伏和毫秒，电极位置，图例在顶部）。

一项 ERP 研究直接比较了对同一群受试者的与概念启动效应和中线额区新/旧效应相关的电压分布（Bridger，Bader，Kriukova，Unger & Mecklinger，2012）。如图 4.3 所示，概念启动效应在中央—顶区出现最大值，中线额区新/旧效应（回想）在额区出现最大值。概念启动效应与其非额区最大值均为正值，这与

FN400 效应反映概念启动的假说相矛盾。

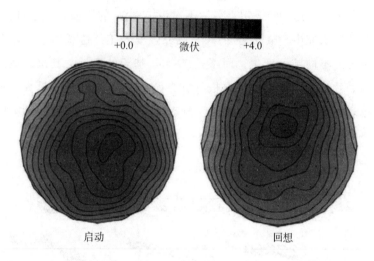

启动　　　　　　　　　　　　　回想

图 4.3　概念启动效应（图左）和中线额区新/旧效应（回想）（图右）
时间范围为 **500** 到 **800** 毫秒，上视图，枕极在底部，图例在顶部，单位为
微伏。

　　有另外的证据表明，中线额区新/旧效应反映熟悉性，而不
是概念启动。在一项 ERP 实验中，学习阶段呈现单词，测试阶
段呈现旧单词和新单词，受试者做"记得/知道/新"判断
（Woollams Taylor，Karayanidids Henson，2008）。结果观察到标
准的中线额区新/旧效应，相比与新项目"新"反应相关的激活
强度，与旧项目"知道"反应（及旧项目"记得"反应）相关
的 FN400 激活强度正值较大。与旧项目"知道"反应相关的
FN400 激活也比旧项目"新"反应的（即，遗忘项目）大。这
一点尤其重要，因为这可假定，所有旧项目，甚至是遗忘项目，
都会发生概念重复启动效应。因此，如果 FN400 反映概念重复
启动，那么旧项目的"知道"反应与旧项目的"新"反应就没

有任何差异。因为这些事件类型间是有差异的，所以这种差异一定会反映某个过程，而不是概念启动，比如熟悉性（之后的一项研究结果也得到了相同的模式，Woroch & Gonsalves，2010）。这些结果也与 FN400 的概念重复启动假说相矛盾。考虑到上述评估结果，目前证据表明，FN400 反映熟悉性。专栏 4.1 讨论了科学分歧，比如 FN400 争论，这可以推动该领域的发展。

专栏 4.1：争论推动科学向前发展

　　似乎有无数的实验可以开展。简单地使用不同的刺激或稍有差异的任务，一个新的实验就设计好了。热情是让人们不断努力工作，让这个领域不断向前发展的动力。在 FN400 争论刚出现时，帕勒及同事们敏锐地观察到，这种 ERP 成分可以反映概念重复启动。辩论之初，双方都承认，FN400 可反映熟悉性、概念重复启动，或反映这两种过程的结合（Paller et al.，2007；Rugg & Curran，2007）。然而，随着争论的继续，概念重复启动假说的支持者声称，支持概念启动假说的证据与熟悉性假说的相矛盾（Voss et al.，2010），事实并非如此。最近几年，FN400 争论已经平息，可能是因为概念启动假说的支持者意识到，没有证据支持他们的观点。最重要的是，这场争论与其背后的热情让我们更深入地理解了 FN400 的本质，也对记忆有了更普遍的了解。

4.3　激活的相位和频率

本章前几节关注与每个认知过程相关的每个 ERP 成分。也有研究聚焦于一个问题，随着时间的变化，两个区域有相似的激活模式。如果两个区域中的激活时序非常相似，那么可假定这些区域在记忆中存在交互作用。这就像看到相邻的两个人跳着一模一样的舞蹈。我们有理由假定，参与同步舞蹈的人们彼此在相互影响，而不全都是陌生人恰好在同一时间跳同一个舞蹈。

　　一项空间记忆 ERP 研究阐释了同步脑激活，在学习阶段，抽象形状在左视野或右视野中呈现（Slotnick，2010b）。测试阶段呈现旧和新形状，受试者将每个形状归类为"旧且先前在左""旧且先前在右"或"新"。为了分离与先前呈现于左视野中的项目记忆相关的脑激活，将先前呈现于右（旧右命中，一种基线测量方法，与先前呈现于左视野的项目记忆无关）的准确项目记忆减去先前呈现于左的准确项目记忆（旧左命中，即使用减法逻辑，见第 1 章）。为了分离与先前呈现于右视野中的项目记忆相关的脑激活，将旧左命中减去旧右命中。

　　图 4.4A 显示先前呈现于左的准确项目记忆在右枕区、右颞区、右额区产生的激活。图 4.4B 显示先前呈现于右的准确项目记忆在左枕区、左颞区、左额区产生的激活。这些结果与已知的大脑感知加工的组织相符，即左视野中的信息优先在右半球中加工，右视野中的信息优先在左半球中加工（见第 1 章）。图 4.4C 阐明在左枕区、左颞区、左额区中的激活时序（如图 4.4B 所示）非常相似，强度在同一时序中增大或减小。这种同步激活称为**同相**（**in phase**）或**锁相**（**phase-locked**），因为随着时间变化，这些区域中的峰谷间电压幅值（voltage magnitudes）高度对应。在八个时间段内观察到了相同的结果模式，额区和颞区同步激活（即，激活时序的相位在超过 1 毫秒的时间内并无不同），并且在一定程度上（程度较小），在八个时间段内，额区和枕区

同步激活（即，激活时序的相位在超过 9 毫秒的时间内并无不同）。特别是，额区和颞区中的激活几乎完全同步，这说明这些区域在空间记忆中存在交互作用。

除了能评估两个区域间的激活相位，激活频率也可以评估。频率指随时间而来的强度的变化率。频率可低，即随时间变化而缓慢变化；也可高，即随时间变化而快速变化。脑激活时序（如图 4.4C 中所示）也可从频率的角度来关注，在单一的时间段中，低频对应较慢变化（如，在所示 100 毫秒时间段内，振幅先有单一的较大增加，然后减小）；高频则对应较快变化（如，在激活时序中，沿平台多次增加或减少）。

与记忆相关的脑激活的某些频率与特定的一些脑区相关联。具体而言，与脑激活相关的记忆在 θ 频带（4 ~ 8 赫兹）、α 频带（8 ~ 12 赫兹）、γ 频带（大于 30 赫兹）振荡。在视觉感知和视觉注意领域，γ 激活反映不同皮层区域内加工的特征捆绑（如，形状和颜色，见第 1 章），是引发统一对象的感知的脑机制（Engel，Fries & Singer，2001）。θ 激活反映长时记忆中海马和皮层区域间的交互作用，而 α 激活则反映皮层抑制。

除了在记忆期间 θ、α、γ 频带中的激活调制，也有证据表明，不同调制频率的脑区可彼此同相。这称为**交叉节律耦合**（**cross-frequency coupling**），说明两个脑区存在交互作用。在之后的一项长时记忆脑电图（EEG）研究中，学习阶段呈现对象图片，测试阶段呈现旧和新对象图片，受试者做"记得／知道／新"判断（Friese et al.，2013）。EEG 与 ERP 记录采用同样的数据采集技术，但其分析通常聚焦于特定激活频带的强度（见第 2 章）。

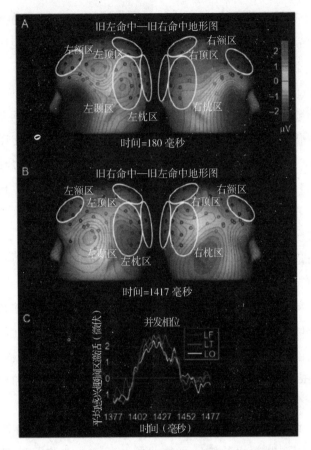

图 4.4　阐释空间记忆效应的地形图和激活时序

（A）刺激呈现后 180 毫秒处，先前呈现于左的项目的准确记忆（旧左命中）对应的地形图，与先前呈现于右的项目的准确记忆（旧右命中）对应的地形图的对比（侧视图，枕极朝向中央，图例在右，单位为微伏）。感兴趣区域（白色椭圆）包括左（L）右（R）额区（F）、顶区（P）、颞区（T）、枕区（O）。（B）刺激呈现后 1417 毫秒处对应旧右命中和旧左命中的地形图的对比。（C）激活呈现后，介于 1377 和 1477 毫秒之间，各感兴趣区域（左额区、左颞区、左枕区）中旧右命中和旧左命中对应的激活时序的对比（图例在右上角）。

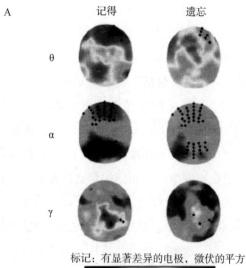

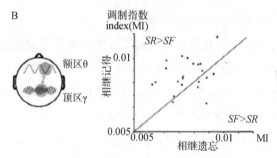

图 4.5 与相继记得和遗忘项目相关的频带激活

（A）说明相继记得和相继遗忘各种激活的地形图，包括 θ 激活（顶部）、α
激活（中间）、γ 激活（底部，上视图，枕极在每张图的底部，图例在底部，
单位为微伏的平方）。（B）图左，说明额区 θ 激活和顶枕区 γ 激活交叉节律
耦合的示意图。图右，相比相继遗忘项目（SF），相继记得项目（SR）的
顶枕 γ 激活的额区 θ 调制［以调制指数（modulation index）MI 来衡量］较
大（每个点代表一个受试者记得 MI 和遗忘 MI 的对比，位于线上方的点显
示 SR ＞ SF 效应）。

如图 4.5A 所示，旧项目的相继"记得"反应（即，相继记得项目）与旧项目的相继"新"反应（即，相继遗忘项目）做比较，与各激活变化相关，包括右额区中 θ 激活的增加、前部后部区中 α 激活的减少、颞区和枕区中 γ 激活的增加（刺激呈现后 300 到 1300 毫秒间）。此外，如图 4.5B 所示，在额区 θ 激活和顶枕区 γ 激活之间，相比相继遗忘项目，相继记得项目的交叉节律耦合较大。记忆提取中，在相同的实验协议下观察到的 θ 激活和 γ 激活也有相同的结果模式（Koster, Friese, Schone, Trujillo-Barreto & Gruber, 2014）。基于 γ 激活在视觉感知和注意中的已知作用，可假定，这些研究中的顶枕 γ 激活的增加反映与记得项目相关的视觉对象加工的增加，额区 θ 激活可能调制这种 γ 激活。尤其重要的是，交叉节律耦合表明，在长时记忆编码和提取时，额区和顶枕区存在交互作用。

还有证据表明，丘脑在调制脑激活频率中起到关键作用。在一项**颅内 EEG**（**intracranial EEG**）（iEEG）相继长时记忆研究中（见第 2 章），癫痫患者在丘脑植入深度电极，以记录 iEEG，电极也放置在他们的头皮上，以记录 EEG（Sweeney-Reed et al., 2014）。学习阶段呈现场景图片，测试阶段呈现旧和新场景，受试者做新/旧识别判断。相继记忆效应与 θ 频带上的额区激活和丘脑激活的增加相关，是同相，额区激活和丘脑激活之间也存在交叉节律耦合。

在另一项结合 iEEG 和 EEG 的长时记忆研究中，记录来自丘脑中深度电极和头皮上电极的信息，视觉信息的回忆与锁相丘脑枕 γ 激活的增加、丘脑中和整个头皮上的锁相 α 激活的减少相关（Slotnick, Moo, Kraut, Lesser & Hart, 2002）。这说明，α 激活可能反映皮层激活的抑制，因此，α 激活强度的减少反映广泛的皮层抑制解除（cortical disinhibition），这优先于记忆提取。这些研究强调丘脑在调节 θ、α、γ 激活中的作用。

之前的研究结果表明，θ 激活、α 激活、γ 激活在长时记忆编码和提取中起到重要作用。θ 激活也似乎与额区和顶枕区分别相关。然而，探究频率调制（frequency modulation）的研究相对较少，所以该领域尚需开展更多的工作。在感知和注意领域，一些研究使用**相位延迟**（**phase lag**）阐释区域间交互作用的性质。相位延迟以两个不同脑区中激活时序间偏移（offset）的时间（单位为毫秒）或角度（0~360 度，即，0~1 个周期）来衡量。

例如，在一项探究注意的脑磁图（MEG）研究中（见第 2 章），额区 γ 激活和视觉感觉 γ 激活间存在 20 毫秒相位延迟（Baldauf & Desimone，2014）。这 20 毫秒的相位延迟表明，在注意中，额叶皮层产生自上而下的信号，该信号调制视觉感觉区域中的加工。虽然相位延迟不是记忆研究的重点，但这是一种很有效的分析方法，未来的研究中应采用这种方法。如专栏 4.2 中所讨论的，要想理解记忆的脑机制，就需要使用复杂的脑分析技术，比如 EEG 频率分析（见第 11 章）。

专栏 4.2：必须更广泛地使用大脑频率分析

在记忆领域中，绝大多数电生理研究都聚焦于 ERP 成分（比如左侧顶区新/旧效应），而忽略 EEG 频率振荡（比如 θ 和 γ 激活）。ERP 成分分析相对热门的原因有二，一是使用相对简单，二是其应用于绝大多数 ERP 实验中。然而，简单和热门不应是科学家确定研究方法的主要因素。科学家应该学习所需的各种技术来解决重要问题，即使这些技术复杂或不流行（见第 11 章）。

在认知神经科学领域，最基本的问题之一是在心智加工中，不同脑区是如何交互作用的。EEG 频率分析可通过评估在相同的频率下，多个区域中是否存在同步激活，或不同区域间是否存在交叉节律耦合，从而深入了解区域间的交互作用。区域间的相位延迟可用于理解区域间交互作用的性质，因为正的相位延迟表明，该区域中的激活先于其他区域中的激活将驱动交互作用。用于实施 ERP 成分分析所收集的数据同样可用于实施 EEG 频率分析。任何时候，收集到一组 ERP 数据后，如果只用于成分分析，则有价值的频率和相位信息就浪费了。EEG 频率分析复杂的一面可能会令人望而生畏，但像其他任何技术一样，它是可学习的。在记忆领域，如果想在理解记忆的机制方面取得重大进展，则一定要更加广泛应用该项技术。

本章小结

- ERP 证据表明，熟悉性和回想过程与中线额区新/旧效应和左侧顶区新/旧效应分别相关。

- 中线额区新/旧效应是一种 ERP 成分，发生于 300 到 500 毫秒间，在额区电极上出现最大振幅，相比新项目的正确拒绝，在旧项目的基于熟悉性的提取中振幅较大。

- 左侧顶区新/旧效应是一种 ERP 成分，发生于 500 到 800 毫秒间，在左侧顶区电极上出现最大振幅，相比旧项目的基于熟悉性提取和新项目的正确拒绝，在旧项目的基于回想的提取中振幅较大。

- 右侧额区新/旧效应是一种 ERP 成分，发生于 1000 到 1600 毫秒间，在右侧额区电极上出现最大振幅，相比新项目的正确拒绝，在旧项目的基于回想或熟悉性的提取中振幅较大。
- 有一项争论，讨论对应 FN400 ERP 成分调制的中线额区新/旧效应是否反映熟悉性或概念启动，但证据支持熟悉性解释。
- 长时记忆与各频带中的激活相关，包括 θ 频带（4～8 赫兹）、α 频带（8～12 赫兹）、γ 频带（大于 30 赫兹）。
- θ 激活反映长时记忆中海马与皮层区域间的交互作用；α 激活反映皮层的抑制；γ 激活则反映在不同皮层区域中的特征加工，这些区域联合起来构建完整记忆。

问题回顾

1. 与回想和熟悉性相关的 ERP 成分是什么？
2. 用概念启动解释 FN400 调制的矛盾性的证据之一是什么？
3. 哪些脑激活频带与长时记忆相关联？
4. 哪个频带反映海马与皮层区域间的交互作用？

延伸阅读

Vilberg, K. L., Moosavi, R. F. & Rugg, M. D.（2006）. The relationship between electrophysiological correlates of recollection and amount of information retrieved. *Brain Research*, 1122, 161 −170. This ERP article provides evidence that the mid-frontal old-new effect reflects familiarity, the left-parietal old-new effect reflects recollection and also illustrates the right-frontal old-new effect.

Bridger, E. K., Bader, R., Kriukova, O., Unger, K. & Mecklinger, A.（2012）. The FN400 is functionally distinct from the N400.

NeuroImage, 63, 1334 −1342.

This ERP study directly compares the topographic maps associated with familiarity and conceptual priming and finds that conceptual priming produces a relatively more posterior maximum, which contradicts the hypothesis that the FN400 reflects conceptual priming.

Slotnick, S. D. (2010b). Synchronous retinotopic frontal-temporal activity during long-term memory for spatial location. *Brain Research*, 1330, 89 −100.

This ERP study illustrates phase-locked activity between frontal and temporal regions during spatial memory, which indicates that these regions interact.

Friese, U., Köster, M., Hassler, U., Martens, U., Trujillo-Barreto, N. & Gruber, T. (2013). Successful memory encoding is associated with increased cross-frequency coupling between frontal theta and posterior gamma oscillations in human scalp-recorded EEG. *NeuroImage*, 66, 642 −647.

This EEG study reports that subsequent memory is associated with theta activity, alpha activity, and gamma activity, and also shows evidence of cross-frequency coupling between frontal theta activity and parietal-occipital gamma activity.

第5章　长时记忆障碍

学习目标

- 识别与典型遗忘（typical forgetting）相关的各脑区。

- 理解用于探讨诱发提取遗忘（retrieval-induced forgetting）和动机性遗忘（motivated forgetting）的实验范式。

- 描述诱发提取遗忘和动机性遗忘中，背外侧前额叶皮质与海马间的交互作用。

- 比较与对比三种不同记忆相关的脑区：正确记忆（true memory）、相关信息的错误记忆（false memory）、非相关信息的错误记忆。

- 确定一种方法来说明闪光灯记忆（flashbulb memories）存在障碍。

　　前两章集中探讨了成功长时记忆的脑机制。记忆成功的另一面是记忆障碍，这些过程密切相关。本章将详加讨论的是，理解记忆障碍有助于我们理解记忆成功。记忆障碍可大致分为遗忘（forgetting）和记忆扭曲（memory distortion）。虽然几乎从未意识到，但我们每个人都经历过遗忘和记忆扭曲。

　　本章首先回顾与典型遗忘相关的脑区，典型遗忘可归因于编码过程中的注意缺失（第 5.1 节）。第 5.2 节将关注**提取诱发遗**

忘（retrieval-induced forgetting）的脑机制，提取诱发遗忘是指提取某一项目（如，单词"香蕉"）会对相关项目（如，单词"橙子"）产生抑制作用，并增加遗忘这些项目的几率。接下来讨论的是与称之为**动机性遗忘**（**motivated forgetting**）的相关过程有关的某些脑区，一个人若有意试图遗忘某些项目，那么遗忘这些项目的几率会增加。再下面的两节（第5.3节和第5.4节）将讨论两种记忆扭曲：**虚假记忆**（**false memories**）（即，对不曾发生的信息的记忆）和**闪光灯记忆**（**flashbulb memories**）（即，遇到非常惊人的和重要事件时产生的像照片一样的记忆）。

有观点认为，长时记忆障碍反映出大脑有一个运转良好的自适应记忆系统（adaptive memory system）（Schacter，1999；Schacter，Guerin & St. Jacques，2011）。举例来说，如果我们记住了所有的事情，则大脑将充斥着混乱的信息（如，要记住前后两天的相对停车位置是困难的）。相比记忆成功来说，对记忆障碍的大脑基础研究少之又少。部分原因是，记忆障碍这个话题在相关研究领域不大受欢迎。然而，对记忆障碍的脑机制的研究在很大程度上为我们理解成功记忆的运作方式提供了关键性的见解。

5.1　典型遗忘

在日常生活中，遗忘通常是由于没有注意到信息。原因可能有很多种，比如对事物不感兴趣、因手机来电而分心、困乏、想别的事情。事实证明，注意是编码过程的一个关键因素（见第8章），即使在不知道稍后会有记忆测试的情况下也是如此。例如，如果要求受试者对单词做深加工，比如在研究列表中选择某个单词是"愉快的"还是"不愉快的"，不论是否知道后续会有记忆测试，他们的记忆表现都会是相似的。这说明，成功编码信息需要"注意"，而不是那些知识，即稍后将测试的信息。

正如第 3 章中讨论的，有时会使用相继记忆分析来识别与成功记忆编码相关的脑区，即，将相继记得项目与相继遗忘项目做比较。这种比较始终能激活背外侧前额叶皮层、顶叶皮质、内侧颞叶。

奥滕（Otten）和鲁格（Rugg）（2001）做过一些不同寻常的研究。他们将相继记得项目与相继遗忘项目做了典型对比（contrast），并比较（compare）相继遗忘项目和相继记得项目。这也是一种相继记忆分析，但是不标准。他们可能（may）已经做过这样的比较，因为他们对与相继遗忘相关的各脑区的理论研究感兴趣。或者说，他们应该（might）已经做过这样的比较，因为在两个方向上都做统计对比并不少见，而且他们碰巧看到了与相继遗忘相关的脑激活。专栏 5.1 中的内容强调，在科学研究中，一些重大发现可能是偶然得到的。

专栏 5.1：科学家应该睁大眼睛，警觉意料不到的结果

奥滕和鲁格比较了相继遗忘和相继记得，这很不寻常，因为之前所有的 fMRI 研究都采用了相反的对比。这两位可能偶然有所发现，因为他们在两个方向上都做了比较［这称为双尾统计检验（two-tailed statistical test)］，虽然他们只对与相继记得有关的脑区感兴趣。这些研究发现强调，科学家应该始终睁大眼睛保持警觉，意想不到的结果常常带来新的研究方向和对现实工作很有价值的见解。

不管做这种比较的动机是什么，他们报告了在两个研究中相

继遗忘激活出现在一些脑区中，包括背外侧前额叶皮层、下顶叶皮层、内侧顶叶皮层。受这些结果的激励，瓦格纳（Wagner）和达瓦奇（Davachi）（2001）重新分析了他们以前已经发表的两项相继记忆研究中的 fMRI 数据，并发现，除了内侧前额叶皮层，与奥滕和鲁格报告相同的脑区中也存在相继遗忘激活。很多研究中，相继遗忘都与相同的脑激活模式相关（如，Daselaar，Prince & Cabeza，2004；Shrager，Kirwan & Souirc，2008）。如图5.1A 所示，一项对 17 个相继记忆研究的元分析（meta-analysis）表明，在背外侧前额叶皮层、内侧前额叶皮层、下顶叶皮层、内侧顶叶皮层中的激活是一致的。

在背外侧前额叶皮层和顶叶皮层中的相继遗忘激活可能看上去特别不同寻常，因为相继记得激活与同样的各脑区相关（见第3 章）。然而，额叶皮层和顶叶皮层的不同亚区（sub-regions）与相继记得和相继遗忘相关（Kim，2011）。从逻辑上讲，情况一定会是这样的，因为相继记得和相继遗忘的比较不可能与二者间相反的比较一样，正好激活相同的区域。换言之，如果对于这两个比较中的一个，脑激活强度为正，那么在另一个比较中，强度不可能也为正（如，5 - 3 = +2，而 3 - 5 = -2）。

如图 5.1B 所示（比较图 5.1A 和 5.1B），与相继遗忘相关的脑激活模式与称之为**默认网络（default network）**的脑激活模式相同。默认网络由受试者"没有参与"任何特定任务时激活的各脑区组成，比如他们闭上眼睛安静地躺着，被动观看屏幕上的注视点（fixation point），或在试验间等待。这种脑激活网络与很多认知状态有关，比如白日梦、走神、注意力不集中、个人信息提取、做未来规划（Buckner，Andrews-Hanna & Schacter，2008）。遗忘与默认网络间的关联对认知心理学研究有启示，通常假定，遗忘只是因为不注意（inattention）。这些神经研究结果表明，遗忘也可能是因为其他激活认知功能，比如个人信息的提取或对未来的规划，这些内容应该是认知心理学未来的研究课题。这里尤其重要的是，默认网络激活表明，受试者没有参与到实验任务中。因此不足为奇的是，默认网络与相继遗忘的编码试验相关。在这些试验中，刺激不施加于受试者，而是让他们参与其他一些心理过程。这些结果表明，为了尽量减少遗忘，人们应该保持对呈现信息的注意。在现实世界中，这意味着尽量避免分心并专心于重要信息。例如，已知人们不执行多任务时学习效果更佳（如，在教室中发短信或做白日梦）。为了避免遗忘，人们需要集中注意力并保持参与状态。

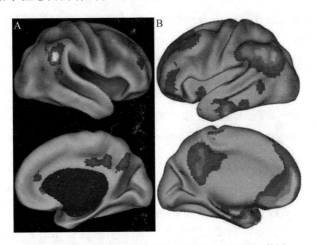

图 5.1　相继遗忘 fMRI 激活与默认网络 fMRI 激活

（A）右半球中的相继遗忘 fMRI 激活（上图，侧视图，枕极向左；下图，内视图，枕极向右）。左半球中的激活模式相同。（B）左半球中的默认网络 fMRI 激活（上图，侧视图，枕极向右；下图，内视图，枕极向左）。右半球中的激活模式相同。

5.2　提取诱发遗忘

如第 5.1 节中所述，遗忘可由编码中的未参与（failure to en-gage）所导致，这反映一种未激活的心理过程（与实验任务相对）。与之相反，提取诱发遗忘是一种激活过程，从记忆中提取某项目会抑制相关项目的提取。例如，如果回忆起"香蕉"这个单词，同样是水果的"橙子"这个相关单词的记忆表征会在一定程度上受抑制。有人认为，这种抑制的发生是为了减少相似但不正确的项目被提取的可能性（如，某人想要说"香蕉"时，为了避免错说为"橙子"）。

研究人员使用一些有点复杂的范式来探究提取诱发遗忘以解释其效应。这些范式包括初始的学习阶段（study phase）、中间的提取练习阶段（retrieval practice phase）、最终的回忆阶段（recall phase）。如图 5.2A 所示，在一项 fMRI 实验中，学习阶段向受试者呈现某一类别的单词对和该类别的一个例子（Wimber et al.，2008）。中间的提取练习阶段呈现该类别中的一部分单词，且只显示两字母的单词线索（word cue），要求受试者在心理上完成每个单词（在这一阶段，相同类别的未呈现的单词受抑制）。最后的回忆阶段呈现来自学习阶段的所有类别和对应单词对的单词，且只显示单字母的单词线索。在学习阶段呈现但在提取练习阶段未呈现的类别/单词作为记忆表现的基线水平（因为这些没有被抑制）。

图 5.2B 左边显示提取诱发遗忘效应。相比提取练习中未呈现的不同类别的单词的回忆比例（C−，如，"tennis"，即，比深色阴影条低一些的深灰色条），提取练习中呈现的相同类别的

单词的回忆比例（P−，如，"apple"）较低。图 5.2B 右边显示，相比只在学习阶段呈现，而在提取练习中未呈现的不同类别的单词（C＋）的回忆比例（即，比浅色阴影条高一些的浅灰色条），测试阶段和提取练习中均呈现的单词的回忆比例（P＋）较高。

为了识别与最终回忆阶段中提取诱发遗忘相关的各脑区，将提取练习中呈现的相同类别的未呈现单词（P−，被抑制）与练习单词（P＋，未被抑制）相比较。如图 5.2C（左）所示，这种对比在背外侧前额叶皮层中产生激活。图 5.2C（右）显示，在受试者中，背外侧前额叶皮层中的激活强度较大（Brodmann Area，BA，47，见第 1 章），提取诱发遗忘比例较高。这表明，背外侧前额叶皮层的激活抑制了提取练习中呈现的相同类别的未呈现单词。在另一项提取诱发遗忘研究中，经颅直流电刺激（tDCS，见第 2 章）在练习阶段用于干扰右背外侧前额叶皮层中的激活（Penolazzi，Stramaccia，Brago，Mondini ＆ Galfano，2014）。其完全消除了提取诱发遗忘效应，这表明，产生此类遗忘必需有背外侧前额叶皮层的参与。

另一项 fMRI 研究用对象作为刺激（如，玛丽莲·梦露或帽子的图片），也报告了提取诱发遗忘与背外侧前额叶皮层中激活的增加有关（Wimber，Alink，Charest，Kriegeskorte ＆ Anderson，2015）。这项研究还发现，对象的提取诱发遗忘与在海马和感觉区域中的激活的减少有关。因为海马和视觉感觉区域中的激活与视觉信息的成功长时记忆提取相关（见第 1 章和第 3 章），似乎背外侧前额叶皮层抑制了这些区域中的激活，这反过来产生了提取诱发遗忘。同样使用视觉刺激的提取诱发遗忘 EEG 研究发现，视觉区域可被抑制，而且视觉感觉区域存在 α 激活的增加（Waldhauser，Johansson ＆ Hanslmayr，2012），因为 α 激活反映抑制加工（inhibitory processing）（见第 4 章和第 6 章）。

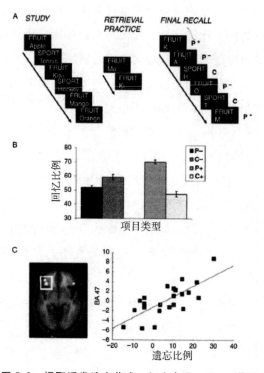

图 5.2　提取诱发遗忘范式、行为表现、fMRI 激活

（A）范式包括学习阶段、提取练习阶段、回忆阶段。学习阶段和最后的回忆阶段呈现所有类别和单词/单词线索。最后回忆阶段的项目类型标注在右边。P＋指提取练习阶段的类别/单词，P－指练习过的相同分类的单词，但未在提取练习阶段呈现过，C（对照组单词）指提取练习阶段未呈现的类别的单词。（B）图左，在 P－情况和对应的对照组情况（C－）下单词的回忆比例。图右，P＋情况和对应的对照组情况（C＋，图例在右上角）下单词的回忆比例。（C）图左，在背外侧前额叶皮层中的提取诱发遗忘激活（轴向试图，枕极在底部）。图右，布鲁德曼区（BA）47 中的激活强度（提取自图片左边白色正方形中的区域）与提取诱发遗忘比例的函数。

如上所述，另一项提取诱发遗忘 EEG 研究使用同样的刺激范式（图 5.2A），但中间阶段也包括选择性提取阶段（selective retrieval phase）或再接触阶段（re-exposure phase），前者指受试者完成来自学习阶段的词干（如，"，"mamge"的"man_"），后者指受试者学习来自学习阶段的相同单词（Staudigl, Hanslmayr & Bauml，2010）。重要的是，只有词干完成任务产生提取诱发遗忘。为了探究中间阶段与提取诱发遗忘相关的脑激活，将选择性提取情况下的项目与再接触情况下的项目相比较。图 5.3 显示，相比再接触（RE）情况，选择性提取（SR）情况下，外侧额叶皮层（lateral frontal cortex）上的 θ 激活较大。

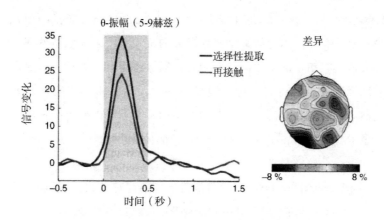

图 5.3　提取诱发遗忘 EEG 激活

图左，刺激呈现后 0 到 0.5 秒，相比再接触（RE）情况，选择性提取（SR）情况下的 θ 激活强度（百分比信号变化）较大（图例在右上角）。图右，说明刺激呈现后 0 到 0.5 秒，选择性提取和再接触两种情况下 θ 激活差异的地形图（上视图，枕极在底部，图例在底部，单位为百分数）。

另一项 EEG 提取诱发遗忘研究也观察到，在选择性提取情况下，外侧额叶 θ 激活的增加（wadaser et al.，2012）。因为 θ 激活与额叶皮层和海马间的交互作用相关（见第 4 章），所以这些 EEG 结果为上面的 fMRI 结果提供了补充证据（complementary evidence）（Wimber et al., 2015），其指出，背外侧前额叶皮层和海马间的交互作用产生提取诱发遗忘。

5.3 动机性遗忘

像提取诱发遗忘一样，动机性遗忘也指一种激活过程，即从记忆中提取项目被抑制。然而，不同于提取诱发遗忘的是，其为无意识过程（automatic process），而动机性遗忘是有意识过程（intentional process）。在日常生活中，忘记不愉快或痛苦的记忆会对心理有益。用于研究动机性遗忘的范式与用于提取诱发遗忘的类似。有初始的学习阶段，中间阶段导致遗忘一些项目，最后为回忆阶段。中间的"想/不想"（think/no-think）阶段是动机性遗忘范式所独有的。对于此阶段中的每个项目，要求受试者对其思考/复述（think about/rehearse）或不思考/复述。

第一个探究与动机性遗忘相关的各脑区的研究采用了 fMRI（Anderson et al., 2004）。学习阶段呈现单词对（如，"折磨—蟑螂""蒸汽—火车""下颌—口香糖"）。在想/不想阶段，一些单词对的第一个单词（initial words）显示为红色（如，"折磨"），这意味着不要"思考"关联单词（associated word）（如，"蟑螂"）；一些单词对的第一个单词显示为绿色（如，"蒸汽"），这意味着需要"复述"关联单词（如，"火车"）；一些单词对的第一个单词不显示，作为记忆表现的测量基线。最后的回忆阶段显示所有单词对的第一个单词（如，"折磨""蒸汽""下颌"），要求受试者提取关联单词（如，"蟑螂""火车""口香糖"）。

相比基线情况,"不想"情况下关联单词的回忆比例较低,这反映了动机性遗忘;而"想"情况下关联单词的回忆比例较高,不出所料,因为有额外的复述。

对与动机性遗忘相关的脑激活的识别通过对比"不想"试验(与相继遗忘相关)和"想"试验(与相继遗忘无关)来完成。动机性遗忘与背外侧前额叶皮层中激活的增加和海马中激活的减少相关。此外,动机性遗忘程度的增加与背外侧前额叶皮层中激活强度的增加有关(类似图 5.2C 右边)。

在最近一项关于动机性遗忘的 fMRI 研究中,在学习阶段,单词与对象配对呈现(Gagnepain, Henson Anderson, 2014)。例如,单词"责任"与双筒望远镜的图片配对。在中间阶段,除了视觉感觉区域中激活的减少,"不想"试验与"想"试验的对比产生背外侧前额叶皮层中激活的增加和海马中激活的减少(正如之前的研究)。

有人提出,动机性遗忘可能是因为对分心信息(distracting information)的提取,而不是对"不想"信息的抑制。也就是说,受试者可能在"不想"指导语下想其他事情,而不是抑制"不想"项目的记忆。然而,分心项目的提取也会引发海马的参与,这可预测该区域中激活强度的增加。因为动机性遗忘与海马中激活的减少相关,所以这个观点认为,在动机性遗忘中,受试者不可能提取分心信息(Benoit Anderson, 2012; Depue, 2012)。

文献回顾显示,动机性遗忘始终产生背外侧前额叶皮层中激活的增加和海马中激活的减少(Anderson Hanslmayr, 2014)。此外,如上所述,视觉信息的动机性遗忘产生视觉感觉区域中激活的减少(Gagnepain et al. , 2014)。在动机性遗忘中,脑激活的整体模式（overall pattern）与第 5.2 节中描述的提取诱发遗忘中的相同。这些发现提供了趋同证据（convergent evidence），即不论是基于提取还是动机性的遗忘激活，都由背外侧前额叶皮层中自上而下的信号引发，其抑制海马和感觉皮层区域。

5.4 错误记忆

错误记忆指的是记得一些从未发生过的事情。错误记忆常常源于对以前事件总体主题（general theme）的记忆，这称为**要点**（**gist**）。迪斯—罗迪格—麦克德莫特（Deese-Roediger-McDermott）（**DRM**）**范式**常用于研究错误记忆（Deese，1959；Roediger & McDermott，1995）。在 DRM 范式中，学习阶段呈现关联单词列表（如，"网""昆虫""小虫""苍蝇"），然后测试阶段呈现旧单词、新相关单词（如，"蜘蛛"）、新无关单词，受试者做新/旧识别判断。

在这些范式中，受试者对新相关单词的错误记忆水平相当高（在上述例子中，他们通常对"蜘蛛"反应为"旧"）。一项研究甚至发现，正确记忆和错误记忆间的"记得"反应率（rate of "remember" responses）没有差异，"记得"反应率对应特定细节的提取（Roediger & McDermott，1995）。有人认为，在这些范式中，当学习阶段呈现关联单词时，受试者学习列表的要点，这导致了对相关项目的错误记忆。

还有人认为，记得要点（remembering gist）是我们记忆系统的一个重要特征（Schacter et al.，2011）。通常，对要点的记忆是有用的，因为它让我们能够记住总体信息，而不受无用细节的纠缠。例如，人们看到朋友（或敌人）时，记住对方的要点更有意义，而不是提取他们以前所有的互动细节。如下所述，与正确记忆和基于要点的错误记忆相关的各脑区非常相似。

一项使用 DRM 范式的 fMRI 研究采用抽象形状作为刺激（Slotnick & Schacter，2004）。学习阶段呈现多组类似的抽象形状。测试阶段呈现来自学习阶段的旧形状、与之前学习过的形状类似的新相关形状以及新无关形状，受试者做新/旧识别判断。通过比较对旧项目的"旧"反应（即，旧命中）和对新无关项目的"新"反应（即，正确拒绝）来分离正确记忆激活；通过比较对新相关项目的"旧"反应［即，相关错误警告（related-false alarms）］和正确拒绝来分离错误记忆激活。

图 5.4A 左边显示正确记忆和错误记忆都激活背外侧前额叶皮层和顶叶皮层。正确记忆和错误记忆也都与海马中的激活相关（未显示）。图 5.4A 右边显示正确记忆和错误记忆也与后期视觉加工区域（黑色圆圈中显示的区域）中的激活相关。因此，正确记忆和错误记忆都在与长时记忆提取相关的核心区域中产生激活，包括背外侧前额叶皮层、顶叶皮层、海马、感觉加工区域（见第 1 章和第 3 章）。文献回顾显示，这些区域通常与正确记忆和错误记忆相关（Schacter & Slotnick，2004）。正确记忆和错误记忆脑激活在很大程度上交叠，这种情况解释了为什么受试者对旧项目和新相关项目都反应为"旧"。

然而，正确记忆和错误记忆之间的脑激活存在差异。最值得注意的是，如图 5.4B 所示，在更靠后部的早期视觉加工区域中（包括 V1，见第 1 章），相比错误记忆（即，相关错误警告），正确记忆（即，旧命中）的激活较大。这些发现表明，早期感觉区域中的激活可区分正确记忆和错误记忆。

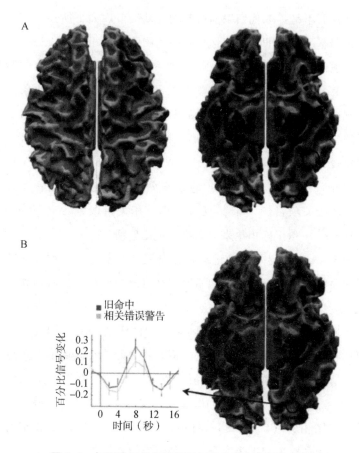

图 5.4　与正确记忆和错误记忆相关的各相同和不同脑区

（A）与正确记忆和错误记忆都相关的 **fMRI** 激活（图左，上视图；图右，下视图；枕极在底部）。后部视觉区域中的激活显示在黑色圆圈中。（B）图右，正确记忆和错误记忆的对比（旧命中 > 相关错误警告）在早期视觉区域中产生激活（上视图，枕极在底部），如黑色圆圈中所示。图左，与正确记忆（旧命中）和错误记忆（相关错误警告，图例在顶部）相关的激活时序（刺激呈现后，百分比信号变化和时间的函数，单位为秒）。

　　使用单词作为刺激的一项后续研究报告了相同的视觉区域激

活模式（即，正确记忆和错误记忆都在晚期视觉加工区域中产生激活，而正确记忆在早期视觉区域中产生的激活较大，Kim & Cabeza，2007）。如果早期视觉区域可以区分正确记忆和错误记忆，为什么受试者不用这种信息对相关项目反应为"新"呢？斯洛特尼克（Slotnick）和沙克特（schacter）（2004）认为，如果受试者有意识获取这种信息，那么他们就会用其来正确拒绝新相关项目，因此，早期视觉加工区域中的激活可能反映无意识加工。

后续一项研究中使用了完全相同的实验过程（Slotnick & Schacter，2006），我们发现，早期视觉加工区域中的激活反映重复启动，这是一种无意识记忆（见第 1 章和第 7 章）。所以，虽然大脑在这些范式中能区分正确记忆和错误记忆，但无法获取这种信息。

在最近的一项 fMRI 研究中，我们采用的刺激和任务条件在早期视觉区域诱发了有意识的加工（Karanian & Slotnick，2016）。在早期视觉区域，正确记忆产生的激活比错误记忆的大，这与之前的结果一致，然而，错误记忆在这些区域（包括 V1）也产生激活。这些发现说明，在特定条件下，错误记忆"能"激活早期视觉区域，这是一个未来的研究课题。更广泛地说，这些最新发现提出质疑，是否应该将 fMRI 结果应用于法庭，以评估目击者证词是否反映错误记忆（Schacter & Loftus，2013）。

对旧项目的正确记忆和对新相关项目的错误记忆与背外侧前额叶皮层和海马中的激活有关，这可用来说明，这些区域在这些心理过程中的作用相似。然而，患者脑损伤证据表明，在正确记忆和错误记忆中，背外侧前额叶皮层和海马的作用不同（Schacter & Slotnick，2004）。脑损伤（包括海马）失忆症患者对旧项目的正确记忆率和对新相关项目的错误记忆率都较低，这表明，在正确记忆和错误记忆中，海马的作用相似。这与已知的海马在捆绑信息中的作用一致，其在不同的皮层区域中加工（见第 3 章）。

正确记忆涉及捆绑特异性（specific）信息，比如它的外观、含义、在电脑屏幕上呈现的位置；而错误记忆涉及捆绑非特异性/要点信息，比如相关项目在屏幕上的样子、主题、电脑屏幕上呈现的位置。专栏 5.2 中讨论了与记忆成功和记忆障碍相关的各脑区的相似性，这有助于深入了解记忆的脑机制。与海马受损会损坏正确记忆和错误记忆相反，背外侧前额叶皮层受损对错误记忆的损坏比对正确记忆的损坏程度更大。这说明，相比正确记忆，背外侧前额叶皮层在错误记忆中可能起到更重要的作用，这和 fMRI 证据表明的结果一致，相比正确记忆，在错误记忆中，该区域中的激活较大（Slotnick & Schacter, 2007）。

专栏 5.2：记忆障碍很有趣，并有助于深入了解记忆成功

记忆研究者通常感兴趣于成功记忆是如何运作的。那么，他们为什么要研究记忆障碍呢？原因之一是它本身就很有趣。错误记忆有吸引力是因为它们对应从未发生事件的提取，就像视觉错误（visual illusions）很有意思是因为看到的其实是没有的东西。对记忆障碍的了解也很有趣，因为它可帮助我们找到改善记忆的方法（如，注意相关信息、限制分心）。

探讨与记忆障碍相关的各脑区的第二个原因更具学术性，这一探索线路有助于更深入了解这些区域在记忆成功中的作用。例如，海马与正确记忆和错误记忆都相关，这表明，该区域通常涉及捆绑信息，不论记忆是否正确。此外，有证据表明，在记忆抑制中，背外侧前额叶皮层会抑制海马。虽然记忆抑制确实导致抑制记忆的遗忘，但这可认为，记忆障碍也是记忆成功的重要特征。相关信息的抑制使人们降低提取非目标信息的可能性，有时，忘记创伤事件对我们的心理有益。捆绑和抑制是记得的正常部分，理解这一点可以更加全面准确地描述我们的大部分成功记忆系统是如何运作的。

虽然绝大多数的研究聚焦于新"相关"项目的错误记忆，但如上所述，人们也会对新"无关"项目产生错误记忆。一项 fMRI 研究考察了与抽象形状的正确记忆、新相关形状的错误记忆、新无关形状的错误记忆相关的各脑区（Garoff-Eaton，Slotnick & Schacter，2006）。与上述研究结果一致，旧形状的正确记忆和新相关形状的错误记忆都在背外侧前额叶皮层、顶叶皮层、海马、晚期视觉区域中产生激活。

图 5.5 显示，新无关形状的错误记忆在颞上皮层后部（superior posterior temporal cortex）产生的激活较大，该区与语言加工相关（见第 1 章和第 8 章）。这些结果表明，新无关形状的相继错误记忆由言语标签（verbal label）调节，这些形状和旧形状间共享这些言语标签。例如，在学习阶段，受试者可能已经使用言语标签"蝴蝶"来帮助他们记住某形状。然后，在测试阶段，一个新无关形状可能看上去也像蝴蝶，这就导致错误记忆。

另一项 fMRI 研究中，学习阶段使用或移动或静止的抽象形状，然后测试阶段呈现旧形状，受试者做移动/静止判断（Karanian & Slotnick，2014a）。对运动（motion）的错误记忆（即，对先前静止形状反应为"移动"）可认为是无关特征的错误记忆，其在语言加工皮层产生激活。这一发现提供了额外的证据，证明语言加工（即，言语标签）导致对无关信息的错误记忆。同样应该注意的是，相比对运动的错误记忆，对运动的正确记忆在海马中产生的激活较大（Karanian & Slotnick，2014b），这表明，对无关信息的错误记忆和对相关信息的错误记忆引起海马参与的程度不同。

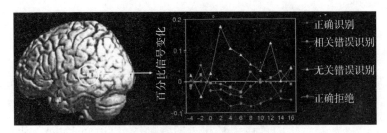

图 5.5　与无关错误记忆相关的脑激活

图左，与新无关项目的错误记忆相关的 fMRI 激活（侧视图，枕极向右）。图右，提取自语言加工皮层（左边白色圆圈中，图例在右边）中激活的激活时序（刺激呈现后，百分比信号变化与时间的函数，单位为秒）。

之前的证据表明，有两种不同类型的错误记忆。对相关信息的错误记忆基于要点加工，并涉及很多与正确记忆相关的相同脑区，包括背外侧前额叶皮层、顶叶皮层、海马。对无关信息的错误记忆基于不正确的言语标签分配，与语言加工皮层中的激活相关。因为探究与无关信息的错误记忆相关的脑区的研究很少，所以这是认知神经科学和认知心理学未来的一个研究课题。

5.5　闪光灯记忆

我们生活中的意外时刻、非常令人惊奇和重要的事件会引发闪光灯记忆（flashbulb memory）（Brown & Kulik，1977）。闪光灯是很小的一次性灯泡，20 世纪 60 年代，人们使用闪光灯来为照相机提供照明，现在已被应用于照相机/智能手机上的电子闪光灯所取代。使用闪光灯来做比喻表明，非常令人惊讶和重要的事件能使对环境产生像照片一样/极其准确的记忆，环境中的信息是首次了解到的。这类事件的例子有约翰·肯尼迪遇刺、挑战者号航天飞机爆炸事件、2001 年 9 月 11 日发生的纽约恐怖袭击事件（后来称之为"9·11"事件)、所爱的人去世。闪光灯记忆指对背景细节的提取，比如人们首次了解某事件时所处的位置、当时所做的事情、告诉他们事件的人、紧接着发生的事情、他们的感受（Brown & Kulik，1977）。

人们最初认为，闪光灯记忆是极其生动和准确的，然而，后来的研究显示，这些记忆太不像名字所暗示的那样了。一项测量"9·11"事件的闪光灯记忆的准确性的研究通过比较受试者对各种背景问题的反应来实施（如，"你是如何首次了解到它的？""当时你在哪里？""当时你在做什么？"），分别在事件发生后的一周、11 个月、35 个月时询问（Hirst et al.，2009）。可假定，事件发生后一周的记忆准确性最好。因此，在 11 个月和一周间，或 35 个月与一周间，任何不一致的反应都可归因于记忆障碍（如，遗忘或错误记忆）。事件发生后 11 个月，记忆准确率约为 60%，35 个月后仍然保持基本不变。一项"9·11"事件后 10 年左右的后续研究显示，记忆准确性水平大致相同（Hirst et al.，2015）。

一项对 1980 年意大利博洛尼亚火车爆炸事件（超过 20 年之久）的闪光灯记忆研究指出，记忆障碍率与前相似（Cubelli & Della Sala，2008）。这些研究阐明，在正常情景记忆范围内，闪光灯记忆的准确性不错。闪光灯记忆的一个独有特征是，它们与非常高的自信级别（大于4/5）相关（Hirst et al., 2015），很少随时间变化，这种没有事实根据的自信是一种不同类型的记忆障碍，来自于遗忘，基于似乎是生动自然的闪光灯记忆。

令人惊讶的是，很少有研究探究闪光灯记忆的脑机制。研究编码中的闪光灯记忆是不可能的，因为导致闪光灯记忆的事件被定义为意外事件。一项研究评估了患者脑损伤是否破坏对"9·11"事件的记忆，患者额叶损伤或内侧颞叶损伤（包括海马）（Davidson, Cook, Glisky, Verfaellie & Rapesak, 2005）。研究人员测试受试者首次了解到的事件的背景记忆，这对应上面描述的闪光灯记忆细节；同时还测试对事实的记忆（如，事件发生在何处？涉及哪些人员？），这对应项目记忆细节。比较受试者1个月内和约6个月后的反应，以评估记忆的不一致性。

与没有脑损伤的受试者相比，内侧颞叶受损的患者的背景记忆和项目记忆都遭破坏（Metternich, Wagner, Schulze-Bonhage, Buschmann & McCarthy等人也有类似发现，2013）。戴维森（Davidson）等人也发现，额叶损伤患者只有背景记忆遭破坏。这些结果表明，额叶皮层对闪光灯记忆的提取尤其重要。这与已知的背外侧前额叶皮层在背景信息记忆中的作用一致（Mitchell & Johnson, 2009）。

迄今为止，只有一项关于"9·11"事件闪光灯记忆的fMRI研究（Sharot, Martorella, Delgado & Phelps, 2007）。"9·11"事件发生后3年，受试者看到单词"9月"或"夏天"，这提示他们提取某事件的情景记忆，该事件发生在9月11日或之前的夏天。一些受试者离遭袭击地点较近（约2英里），而另一些则较远（约5英里）。

该项研究的作者聚焦于杏仁核（amygdala）的作用，杏仁核是内侧颞叶的一个区域，与情绪记忆（emotional memory）相关（见第 8 章）。对于距离较近的受试者（而不是较远的），相对于之前夏天的记忆，"9·11"事件记忆在杏仁核中产生的激活较大。作者得出结论，杏仁核对闪光灯记忆很重要。然而，这种解释存在一个主要问题。所有受试者可假定均存在闪光灯记忆。因此，如果受试者组间在某一区域中的激活有差异，就像在杏仁核中的那样，那么可认定，该区域对闪光灯记忆不重要。杏仁核激活可归因于距离较近组受试者较大强度的情绪体验（emotional experience），而与闪光灯记忆没有任何关系。在两组受试者中，比较"9·11"事件记忆和之前夏天记忆在背外侧前额叶皮层（这与上面讨论的患者脑损伤证据一致）和顶叶皮层中产生的激活。这些发现表明，对于和正常情景记忆相关的一些脑区，闪光灯记忆在这些脑区中的激活强度较大。

行为证据表明，闪光灯记忆和正常的情景记忆的记忆障碍率相似；而大脑证据表明，闪光灯记忆和正常的情景记忆依赖的各脑区相同。因此，闪光灯记忆可认为是一种正常类型的情景记忆，除了它们与不正常的高级别的自信相关。所以，闪光灯记忆并不像它们的名字所暗示的那样，像照片一样。

本章小结

- 典型遗忘可归因于在编码中未能专注于信息，其与一些脑区中的激活相关，包括背外侧前额叶皮层、内侧前额叶皮层、下顶叶皮层、内侧顶叶皮层。
- 典型遗忘和默认网络与一些相同的脑区相关。
- 提取诱发遗忘与背外侧前额叶皮层中激活的增加和海马中激

活的减少相关（除了视觉项目在视觉感觉区域激活的减少）。

- 动机性遗忘与提取诱发遗忘相关的各脑区相同。
- 对旧项目的正确记忆和对新相关项目的错误记忆都与背外侧前额叶皮层、顶叶皮层、海马相关。
- 通常，相比对新相关项目的错误记忆，正确记忆在早期感觉皮层区域中产生的激活较大。
- 对新无关项目的错误记忆与语言加工区域中的激活相关。
- 闪光灯记忆和正常的情景记忆相关的各脑区反应相同。
- 闪光灯记忆与正常的情景记忆的遗忘和扭曲率相似，但前者与非常高的自信级别相关。

问题回顾

1. 哪些脑区与典型遗忘相关？
2. 用于研究提取诱发遗忘的范式有哪三个阶段？
3. 在心智加工和脑加工方面，两种类型的错误记忆有何差异？

延伸阅读

Kim, H. (2011). Neural activity that predicts subsequent memory and forgetting: A meta-analysis of 74 fMRI studies. *NeuroImage*, 54, 2446−2461.

This review article conducts a meta-analysis of seventeen fMRI studies and shows that subsequent forgetting is associated with activity in the dorsolateral prefrontal cortex, the medial prefrontal cortex, the lateral parietal cortex, and the medial parietal cortex.

Anderson, M. C., Ochsner, K. N., Kuhl, B., Cooper, J., Robertson, E., Gabrieli, S. W., Glover, G. H. & Gabrieli, J. D. (2004).

Neural systems underlying the suppression of unwanted memories. *Science*, 303, 232 −235.

This fMRI study shows that directed forgetting is associated with an increase in activity within the dorsolateral prefrontal cortex and a decrease in activity within the hippocampus.

Slotnick, S. D. & Schacter, D. L. (2004). A sensory signature that distinguishes true from false memories. *Nature Neuroscience*, 7, 664 − 672.

This fMRI study illustrates that true memories and related false memories are associated with activity in the dorsolateral prefrontal cortex, the parietal cortex, and the hippocampus, while true memories produce greater activity than false memories in early visual cortical regions.

Sharot, T., Martorella, E. A., Delgado, M. R. & Phelps, E. A. (2007). How personal experience modulates the neural circuitry of memories of September 11. *Proceedings of the National Academy of Sciences of the United States of America*, 104, 389 −394.

This fMRI study shows that flashbulb memories, like other episodic memories, are associated with activity in the dorsolateral prefrontal cortex and the parietal cortex.

第6章 工作记忆

学习目标

- 识别存储工作记忆内容的各脑区。

- 描述视觉工作记忆中信息如何在早期感觉区域中编码。

- 列示用于关联工作记忆和海马的证据或分析技术的三项缺点。

- 比较和对比与工作记忆和长时记忆相关的脑激活频带。

- 了解在大量的工作记忆任务训练之后大脑中发生哪些类型的变化。

工作记忆指在相对较短的时间内（通常为几秒），在大脑中主动保持信息（见第1章）。与大多数长时记忆范式一样，工作记忆范式包括学习阶段、延迟期、测试阶段。在工作记忆范式中，信息在延迟期被主动保持在大脑中。工作记忆是一种外显过程（explicit process），因其内容控制意识经验（conscious experience）。工作记忆与背外侧前额叶皮层、顶叶皮层、感觉加工区域中的激活相关。因此，与工作记忆相关的各脑区和那些与长时记忆相关的脑区相似（见第3章），明显缺少内侧颞叶各区域（比如海马）。

本章第6.1节详述在延迟期存储工作记忆内容的各脑区。长期以来，人们一直认为工作记忆的内容存储在背外侧前额叶皮

层，但最新证据表明，存储也发生于早期感觉皮层区域，比如
V1。第 6.2 节评估一项声称关联工作记忆和海马的证据。第 6.3
节讨论与以特定频率振荡的工作记忆相关的脑激活，包括 α 激活
和 γ 激活。这也反映了长时记忆的研究发现（见第 4 章），只是
缺少工作记忆 θ 激活。最后，第 6.4 节强调与训练相关工作记忆
容量增加相关联的脑激活变化。这些发现表明，大量的工作记忆
任务训练（如，每周多次，训练多周）可长期改善行为表现，
改变大脑功能在训练期后一段时间内的运作方式，甚至可能提高
智力。

6.1　工作记忆的内容

工作记忆的内容指人们主动保持在大脑中的任何类型的信
息，比如某人无法忘怀的歌曲片段、某人输入手机前在心中多次
默念的聚会地址或是实验室里写在白板上的代码，某人沿大厅走
向复印机时看到了该代码。与长时记忆一样，绝大多数有关工作
记忆的研究都使用视觉项目作为刺激。

长期以来一直有研究显示，在工作记忆中保持信息会激活晚
期感觉皮层区域（如，梭状回面孔区，而不是 V1，Slotnick，
2004b）。一项 fMRI 研究探究了与面孔、房屋或空间位置的工作
记忆相关的各脑区（Sala，Rama & Courtney，2003）。图 6.1A 说
明了该范式。对于每个试验，初始指导语指示在工作记忆延迟期
应该保持的信息类型（即，房屋特性、面孔特性或空间位置）。
接下来是样本展示/学习阶段，呈现要保持在工作记忆中的项目
或空间位置，延迟期持续 9 秒，在测试阶段，受试者对刺激或空
间位置是否来自学习阶段做出反应。应该强调的是，保持在工作

记忆中的要么是特性要么是空间位置，而不是两者都可以保持。

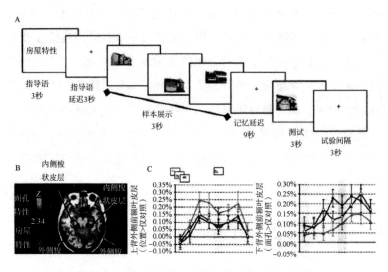

图 6.1 对象或位置工作记忆范式和 fMRI 结果

（**A**）每次试验都提示受试者在工作记忆延迟期是否保持对象（面孔或房屋）信息或空间位置信息。样本展示/学习阶段呈现项目，接着是延迟期，在测试阶段，下一次试验开始前有一个试验间隔（**inter-trial-interval**）（**ITI**）（每个周期的时间，单位为秒，显示在每个面板下方）。（**B**）在延迟期保持面孔会在外侧梭状皮层（即，梭状回面孔区）中产生激活；在延迟期保持房屋会在内侧梭状/海马旁皮层（即，海马旁回位置区，轴向视图，枕极在底部）产生激活。（**C**）图左，相比保持面孔和房屋，上背外侧前额叶皮层（通过对比空间位置的工作记忆和对照试验（**control trials**）来识别）中的激活（百分比信号变化）与保持空间位置的相关程度较大。延迟期激活对应时间点 2 到 4（范式时间图例在顶部）。图右，相比保持空间位置，下背外侧前额叶皮层（通过对比面孔的工作记忆和对照试验来识别）中的激活（百分比信号变化）与保持面孔和房屋的相关程度较大。

  如图 6.1B 所示，面孔工作记忆延迟期和房屋工作记忆延迟期的对比在外侧梭状皮层（lateral fusiform cortex）中产生激活，这与面孔感知（face perception）相关；而相反的对比则在内侧梭状（medial fusiform）/海马旁皮层中产生激活，这与房屋/情景感知相关（即，在梭状回面孔区和海马旁回位置区分别观察到面孔延迟期激活和房屋延迟期激活，见第 1 章）。此外，延迟期工作记忆的内容在背外侧前额叶皮层的不同区域产生激活。

图 6.1C 显示，相比面孔和房屋的工作记忆，上背外侧前额叶皮层（superior dorsolateral prefrontal cortex）与空间位置工作记忆的相关程度较大；相比空间位置的工作记忆，下背外侧前额叶皮层（inferior dorsolateral prefrontal cortex）与面孔和房屋工作记忆的相关程度较大。前额叶皮层中的这一加工差异与大脑中的腹侧内容/特性和背侧空间/空间位置加工通路一致。

之前提到的关于背外侧前额叶皮层中的差异很吸引人，因为这些是感觉效应（sensory effects），考虑到它们与项目特性和空间位置相关，而这个区域与记忆控制有关（见第 1 章）。很多研究指出，腹侧—背侧（内容—空间）工作记忆在前额叶皮层中的加工有差异（Slotnick，2004b），十年前的主流观点是，背外侧前额叶皮层是工作记忆内容的主要存储部位。如图 6.2 所示，这是因为，在工作记忆延迟期，可以一直在前额叶皮层中观察到持续的激活；也因为在工作记忆延迟期没有在早期视觉感觉区域中观察到持续的激活（如，V1）。然而，柯蒂斯（Curtis）和德亚斯波西多（D'Esposito）（2003）认为，背外侧前额叶皮层激活可能反映记忆控制过程，比如对内部表征（internal representations）的指向注意（directing attention），内部表征存储于感觉皮层区域，这些区域在延迟期也一直持续（见第 8 章）。在早期视觉感觉区域中的工作记忆延迟期激活的证据将在下面详细说明，其花费数年才出现，并支持这个观点：背外侧前额叶皮层与记忆控制相关，而不是记忆感觉效应（memory sensory effects）。

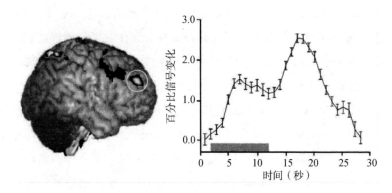

图 6.2　在背外侧前额叶皮层中的持续工作记忆 fMRI 激活

图左，工作记忆延迟期中，在背外侧前额叶皮层（最右侧激活）和顶叶皮层（最左侧激活，侧视图，枕极向左）中的持续激活（灰/白）。图右，提取自背外侧前额叶皮层区域的工作记忆延迟期激活时序（学习阶段开始后，百分比信号变化和时间的函数），在左侧的白色圆圈内。延迟期以灰色横条显示。

在 V1 中存在持续工作记忆激活的一个 fMRI 研究采用了新的分析技术（Harrison & Tong，2009）。在延迟期，受试者看一个**定向光栅（orientation grating）**（即，平行的交替黑亮条），水平约 25 度或 115 度，持续 11 秒。这个刺激已知能在 V1 中产生超强反应，因为这个区域对直线定向（line orientation）有反应。此外，不是用延迟期持续激活的对比来识别区域，而是采用**多体素模式分析（multi-voxel pattern analysis）**和**模式分类算法（pattern classification algorithm）**来评估 V1 的激活模式，其与每个方向都相关。这种激活模式可能很复杂，有些体素强度为正，有些为负，有些为零。一部分试验用于识别工作记忆中与保

持约 25 度光栅相关的 V1 中的独特激活模式，及与保持约 115 度
光栅相关的 V1 中的独特激活模式。在剩下的每个试验中，模式
分类算法使用这两种独特的模式来预测受试者在工作记忆中保持
了哪种方向的光栅。换言之，对于给定的试验，如果相比约 115
度光栅模式，V1 中激活模式更加匹配约 25 度光栅模式，那么模
式分类算法会预测受试者在工作记忆中保持的是约 25 度光栅，
反之亦然。因为有两种光栅，所以机会表现（chance perform-
ance）的正确率是 50%。这一过程分类准确性（classification ac-
curacy）的正确率超过了 70%，这表明，工作记忆延迟期在 V1
中存在持续激活，反映了刺激方向的保持。在视觉区域 V2、V3、
V4（在纹外皮层中）中也观察到了类似的结果。

另一项 fMRI 研究也使用了多体素模式分析和模式分类算法
来识别工作记忆延迟期中早期视觉区域中的持续激活（Serences,
Ester, Vogel & Awh, 2009）。在该项研究中，在 10 秒的延迟期
内，每个方向的光栅（约 45 度或约 135 度）或颜色（红或绿）
都保持在工作记忆中。如同之前的研究，分类准确性大于机会表
现，这表明，工作记忆延迟期在 V1 中的持续激活反映方向信息
和颜色信息的保持。

最近的一项工作记忆 fMRI 研究也采用了多体素模式分析和
模式分类算法，并且发现 V1 和 V2 中的激活反映空间位置信息
保持的证据（Pratte & Tong, 2014）。具体来说，对于维持在工
作记忆中的定向光栅，分类准确性高于机会表现，基于对侧早期
视觉区域中的激活，而不是同侧早期视觉区域中的激活（如，对
于右视野中的刺激，在左半球中的 V1 中产生激活，而不是右半
球）。这些发现与已知的这些区域的对侧空间组织（contralateral
spatial organization）相一致（见第 1 章，Sprague, Ester & Serences

也报告了类似的结果，2014）。

在一项 TMS 研究中，左半球或右半球中 V1 的暂时中断（temporary disruption）对项目在对侧视野中的工作记忆任务表现的破坏程度要大于同侧视野中的（van de Ven, Jacobs & Sack, 2012）。这一发现表明，在工作记忆中，V1 激活对保持准确刺激表征是"必需"的。综上所述，多体素模式分析和模式分类算法揭示了，在工作记忆中，持续激活反映了方向、颜色、空间位置在早期视觉皮层区域中的保持。

之前的研究结果支持这样的观点：工作记忆的内容可能是由感觉皮层来调节的，而不是背外侧前额叶皮层。一项旨在区分这些可能性的 fMRI 研究采用多体素模式分析和模式分类算法，并基于视觉感觉皮层和背外侧前额叶皮层二者中的激活（Sreenivasan, Vwtlsil & DEsponito, 2014）。

学习阶段呈现两个面孔和两幢房屋，要求受试者在 9 秒的延迟期内记住面孔、房屋或二者。研究者分析了相对较大的感兴趣区域。视觉感觉区域包括纹外皮层区域、海马旁回、梭状回（在两个半球中）。背外侧前额叶区域包括两个半球中的额中回和额下回。对于所有三种试验类型，在延迟期内，在背外侧前额叶皮层中的平均激活强度大于零，而不是视觉感觉皮层中的。这与之前的发现一致，即用传统方法只在背外侧前额叶皮层中观察到持续激活增加。

然而，根据以上详述的发现，对于所有三种试验类型，多体素模式分析和模式分类算法揭示了在视觉感觉皮层和背外侧前额叶皮层中都存在持续激活。与保持面孔、房屋、面孔/房屋相关的激活模式肯定有差异，否则分类准确性和机会表现就处于同等水平了。作者提出了很有见地的假设，即存储工作记忆内容的区域应该存在有意义的激活模式。假设相比模式与房屋的相关性，模式与面孔的相关性应该更相似于模式与面孔/房屋的相关性（因为它们都有面孔表征）；相比模式与面孔的相关性，模式与房屋的相关性应该更相似于模式与面孔/房屋的相关性（因为它们都有房屋表征）。也就是说，对于每个单独的项目类型（即，面孔或房屋），相比不同类别，模式应该与面孔/房屋的更相似。

这个假设是用评估分类错误率（rate of classification errors）来测试的，基于视觉感觉皮层中的激活，也基于背外侧前额叶皮层中的激活。在视觉感觉皮层中，对于面孔和房屋，相比不同类别，面孔/房屋的分类错误率较大，正如对区域的预期，反映工作记忆的内容。在背外侧前额叶皮层中，对于面孔和房屋，不同分类和面孔/房屋的分类错误率没有差异。这些发现说明，工作记忆内容主要存储在感觉皮层中，而不是背外侧前额叶皮层中。然而，重要的是要记住，这些结果来自单一的研究，并没有排除工作记忆内容存储于背外侧前额叶皮层这个假设。

上述证据回顾说明，工作记忆的内容存储于感觉皮层。未来需进一步评估视觉感觉皮层和背外侧前额叶皮层在工作记忆中的作用。正如专栏 6.1 中所阐释的，这将成为未来要研究很多年的课题。

专栏 6.1：工作记忆的内容是存储在背外侧前额叶皮层中的吗？

数十年来，背外侧前额叶皮层中的持续激活一直被解释为工作记忆延迟期内信息的主动（active）存储。本节中回顾的新近证据表明，在视觉感觉区域中的激活模式反映了工作记忆的内容。鉴于这一证据，我们是否应该丢弃这一假设：在工作记忆中，信息存储于背外侧前额叶皮层？非也。这些不是排他的假设，即在工作记忆中，信息既可存储于背外侧前额叶皮层，也可存储于视觉感觉皮层。我们需要做更多的工作来评估，到底是背外侧前额叶皮层，还是视觉感觉皮层，还是这两个区域都存储工作记忆的内容。

6.2 工作记忆和海马

海马已知与情景记忆和项目记忆相关，这是两种长时记忆（见第 3 章）。如果开展一项长时记忆 fMRI 研究，研究者会预计海马中出现激活，而海马受损患者的长时记忆会遭破坏。与此相反，直到最近，工作记忆 fMRI 研究仍然没有海马中出现激活的报告，而海马受损患者的工作记忆也没有遭到破坏。经典案例是患者 H. M.，其两边的内侧颞叶都被切除，包括海马，这导致了严重的长时记忆缺失，但并没有造成工作记忆的缺失（见第 1 章）。

最近有人声称，工作记忆和长时记忆一样，可能和海马相关。一项 fMRI 研究使用一种新的工作记忆范式，试图揭示海马中的激活（Hannula & Ranganath，2008）。在学习阶段，四个对象沿三乘三网格的周边位置随机呈现。11 秒的延迟阶段要求受试者在心理上基于网格将对象做 90 度旋转。在测试阶段，受试者对测试对象/位置是否与心理上旋转过的对象组相匹配做出反应。对比"学习阶段中"的相继正确（subsequently correct）和相继错误（subsequently incorrect）反应会在海马中产生激活。对比"测试阶段中"的相继正确和相继错误反应也会在海马中产生激活。然而，对比"延迟期中"的相继正确和相继错误反应却没有在海马中产生激活。在准确性降低（collapsing over accura-cy）后的延迟期，海马中也没有出现持续激活。

研究者将学习阶段和测试阶段中的海马激活作为海马与工作记忆相关的证据。然而，这种解释存在严重问题。首先，延迟期不存在海马激活，而这是唯一真正反映工作记忆的阶段。第二，在学习阶段和测试阶段，新刺激呈现于屏幕，已知这种刺激可激活海马。第三，刺激和任务严重依赖于空间加工，已知海马与空间加工相关。第四，虽然这是工作记忆范式，但在学习阶段和测试阶段，长时记忆编码过程可能会在运作（因为任何出现的东西都会被编码，见第 5 章）。因此无法确定，在学习阶段和测试阶段，海马激活的原因是工作记忆加工还是长时记忆加工。

另一项 fMRI 研究使用了一个很有深度的范式，分析梳理工作记忆加工和长时记忆加工（Bergmann, Rijpkema, Fernandez & Kessels, 2012）。在工作记忆学习阶段，四对"面孔—房屋"依次呈现，接着是 10 秒的延迟。工作记忆测试阶段呈现三对"面孔—房屋"，受试者对每一对是与前相同还是重新安排过做出反应。所有工作记忆试验完成后，有一个意外的识别记忆测试。只评估学习阶段的脑激活。对那些长时记忆不正确的试验，对比相继正确和相继错误工作记忆反应，以此来分离与准确工作记忆编码相关的激活（即，长时记忆不变，在对比中减去）。对于那些工作记忆正确的试验，对比相继正确和相继错误长时记忆反应，以此分离与准确长时记忆编码相关的激活（即，工作记忆不变，在对比中减去）。工作记忆编码并没有在海马中产生激活，然而，长时记忆编码确实在海马中产生激活。

这些结果表明，汉诺拉（Hannula, 2008）和兰加纳特（Ranganath, 2008）（2008）关于工作记忆编码的发现可归因于长时记忆编码。最近对他们 fMRI 数据的重新分析采用了多体素模式分析（Libby，Hannula & Ranganath，2014）。对学习阶段数据使用非标准的比较和分析再次报告了海马激活，但没有与延迟期相关的海马激活，这是对工作记忆的标准测量。因此，迄今为止，尚无强有力的 fMRI 证据证明海马与工作记忆相关。

最近还出现了试图关联海马和工作记忆的脑损伤证据。一项研究探究三位癫痫患者的工作记忆表现，他们的右内侧颞叶组织被切除，包括海马（Finke et al，2008）。图 6.3A 显示了该范式。样本展示/学习阶段有一些颜色工作记忆试验，呈现不同颜色的正方形，接着是 900 毫秒或 5000 毫秒的延迟。在调查（probe）/测试阶段，受试者对刺激是否与来自学习阶段的项目之一的颜色相匹配做出反应。空间位置试验使用相似的协议。关联试验（association trials）要求受试者在延迟期既保持颜色信息也保持位置信息。

图 6.3B 显示，内侧颞叶受损患者在所有情况下都表现正常，除了在 5000 毫秒延迟期内的关联任务（association task），此时他们记忆遭破坏。作者将此解释为一种证据，证明对于关联（associations），海马在工作记忆中起着重要作用。这与海马调节信息捆绑的观点相符（见第 3 章），因为只有在关联情况下才受损。

然而，这种解释存在诸多问题。首先，只在 5000 毫秒延迟期内观察到损伤。工作记忆过程预期在 900 毫秒和 5000 毫秒延迟期都会运作，因为，如果海马与工作记忆相关，那么两个延迟期内都会损伤表现。相比之下，长时记忆过程在更长的延迟期内更有影响，因此，如果海马与长时记忆相关，那么正如观察到的，在更长的延迟期内出现更大的损伤。其次，海马已知与空间加工相关，这在颜色—位置工作记忆试验中是必需的。因此，受损表现可能是因为空间加工中的某个问题，这只有在更困难的关联情况（association condition）下才能观察到。第三，脑损伤涉及多个内侧颞叶结构，包括右侧杏仁核、海马、内嗅皮层（entorhinal cortex）、鼻周皮层。因此尚不清楚，损伤表现是由海马受损引起，还是这些区域中的其他之一受损引起。

另一项研究对最后两点不足做了直接回应，该研究探究一位仅仅海马受损的患者在非空间工作记忆任务上的工作记忆表现（Baddeley，Allen & Vargha-Khadem，2010）。该患者两个半球中的海马体积都缩小了 50% 以上。一项任务要求保持颜色—形状关联，另一项要求保持单词关联。患者在这两个工作记忆任务上均未有损伤表现。

在后续一项研究中，对同样的患者做工作记忆任务测试，要求其保持颜色、位置、颜色—位置、或对象—位置（Allen，Vargha-Khadem & Baddeley，2014）。对象—位置工作记忆试验之后也有一个长时记忆回忆任务：其呈现每个对象，受试者选择它之前的位置。患者在任何工作记忆任务中都没有损伤表现，但在长时记忆任务上却具偶然性（at chance）（对照组受试者在两种任务上都表现良好）。这些结果表明，海马与长时记忆相关，而非工作记忆。此外他们指出，芬克（Finke）等人（2008）报告的工作记忆表现缺失是因为海马以外的脑区受损。未来对只有海马受损患者的研究会支持这些结果，也可能会显示，工作记忆表现并没有缺失。

考虑上述发现，似乎没有任何令人信服的证据表明海马与工作记忆相关。这不奇怪，因为已经开展了数百个针对工作记忆的 fMRI 研究和海马受损患者研究。如果工作记忆与海马相关，那么这种关联现在就会已经很明显了。这并不意味着科学家应该停止寻找这样的关联，但在这种证据被发现并经受住仔细检验之前，明智的结论是，海马与工作记忆无关。

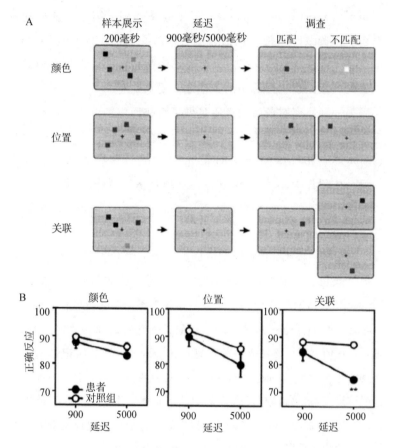

图 6.3　颜色和/或位置工作记忆范式和内侧颞叶受损结果

（**A**）每个颜色工作记忆试验，在顶部说明，颜色正方形在样本展示/学习阶段呈现，有一个 900 毫秒或 5000 毫秒的延迟期，然后是调查/测试阶段，受试者做"匹配/不匹配"判断。位置和关联（即，颜色和位置）试验使用同样的范式，在中间和底部分别说明。（**B**）对于内侧颞叶受损患者和无脑损伤的对照组受试者（星号表示，相比对照组受试者，患者损伤表现显著），颜色、位置、关联工作记忆任务表现（正确百分比）和延迟周期持续时间（单位为毫秒）的函数。

6.3　工作记忆与大脑频率

像长时记忆一样，有研究报告称工作记忆与在三种频带上的脑激活相关，包括 θ 频带（4～8 赫兹）、α 频带（8～12 赫兹）、γ 频带（大于 30 赫兹，见第 4 章）。正如长时记忆，α 激活反应抑制，而 γ 激活反映在不同皮层区域中信息的捆绑。然而，就像下面所讨论的，θ 激活在工作记忆中的作用被质疑得最多。

一项应用 EEG 的研究探究工作记忆中的 θ 激活、α 激活、γ 激活（Sauseng et al. , 2009）。该范式如图 6.4A 所示。对于每个试验，学习阶段提示受试者保持一个视野中的 2～6 个颜色正方形，而忽略另一视野中的颜色正方形。受试者在 900 毫秒的延迟期内在工作记忆中保持刺激，然后决定，在出现视野（attended visual field）中的任何刺激的颜色是否已改变。

图 6.4B 左边显示：在延迟期，对侧（而非同侧）枕区和顶区电极（即，左视野中项目的保持对右视觉区域产生 θ - γ 同步，反之亦然）上 θ - γ 交叉节律耦合（见第 4 章）增加。在工作记忆负荷（workingmemory load）从 2 个项目增至 4 个时，这一点尤其明显，而在负荷增至 6 个时可能会减少，因为这个刺激数量大于工作记忆的容量。这些结果表明，对侧视觉区域上的 θ - γ 激活反映工作记忆的内容，这与本章第 1 节中详述的研究结果一致。有必要提到的是，我们观察到的"枕顶区"θ 激活不应解释为发生于长时记忆中的"额区—海马"交互作用。

图 6.4B 右边显示：在延迟期，同侧（而非对侧）后部电极上 α 激活的增加。这支持 α 激活反映视觉激活的抑制这一观点，因为在该任务中，抑制在同侧视觉区域中将被忽视的刺激表征是

有益的。之后的一项 MEG 研究探究在特定空间位置对颜色的工作记忆，也报告了 γ 激活和 α 激活的增加与工作记忆负荷的函数，然而，没有 θ 激活的增加（Roux, Wibral, Mohr, Singer & Uhlhaas, 2012）。

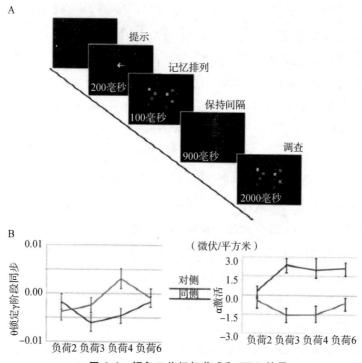

图 6.4　颜色工作记忆范式和 EEG 结果

（A）在每个试验中，一个箭头提示一个半野（hemifield）。记忆排列（memory array）／学习阶段由每个半野中 2 ~ 6 个颜色正方形组成，接着是保持间隔（retention interval）／延迟期，提示半野中的刺激被保持，然后在调查／测试阶段，受试者指出提示半野中的任何颜色是否已改变。（B）图左，θ - γ 同步与对侧和同侧枕顶记录位置上工作记忆中的项目数量（即，工作记忆负荷）的函数（图例在右边）。图右，α 激活与对侧和同侧枕顶记录位置上工作记忆负荷的函数。

另一项 EEG 研究探究与各项目依次呈现的顺序的工作记忆相比，若干特异性项目工作记忆中的脑激活频率（Hsieh，Ekstrom & Ranganath，2011）。在学习阶段的每个试验中，四个看上去像多色复杂雪花的万花筒图案依次呈现。受试者收到提示，指导语指示他们记住这四个刺激（项目记忆试验）或记住这四个刺激的时间顺序（顺序记忆试验）。在 4 秒的延迟期，受试者保持这些项目。在测试阶段，对于项目记忆试验，一个旧项目和一个相似项目呈现，受试者选出他们认为是"旧"的那一个；对于顺序记忆试验，两个旧项目呈现，受试者选出他们认为是"第一个"的那个。作者分析了延迟期内的大脑频率，相比本章第 6.2 节中应用于同一组的方法，结果明显不同（Hannula & Ranganath，2008；Libby et al.，2014）。

赫斯奇（Hsich）等人（2011）报告，相比时间顺序信息的工作记忆，项目信息的工作记忆的后部 α 激活较大；相比项目信息，时间顺序信息的工作记忆的额区 θ 激活较大。该分析没有考虑 γ 激活。项目的工作记忆的后部 α 激活与上述研究相似，可能反映了视觉区域的抑制，这些区域没有主动保持刺激表征。时间顺序的工作记忆的额区 θ 激活可能反映了额区—海马交互作用。

为了支持这种可能性，最近一项研究记录了海马内的深度电极信息，并报告了在学习阶段依次呈现的面孔的工作记忆的 θ - γ 交叉节律耦合（Chaieb et al.，2015）。这两项报告额区 θ 激活（Hsieh et al.，2011）和海马 θ 激活（Chaieb et al.，2015）的研究有一个共通处，即他们都是依次呈现刺激的。因此，受试者在工作记忆延迟期可能已经加工了刺激的时间顺序，这在第一次学习中是必需的，可能在第二次学习中是附带性质的。正如已知海马参与时间顺序加工（见第 10 章），这些研究报告的 θ/海马激活可归因于时间顺序加工，而不是工作记忆。

先前的研究结果表明，后部 γ 激活反映视觉工作记忆的内容，而后部 α 激活反映无关信息的抑制。虽然在认知心理学中，工作记忆研究通常聚焦于工作记忆的内容，但上述超强 α 激活说明，未来的认知心理学研究也应探究工作记忆对无关干扰因素的影响。在工作记忆研究中，只是有时候观察到 θ 激活（e. g.，Roux et al.，2012；for a review，see Roux & Uhlhaas，2014），这说明，这种激活不反映工作记忆，而是反映在某些工作记忆任务中有时发生的过程。正如专栏 6.2 中所讨论的，海马激活似乎与工作记忆无关。

专栏 6.2：工作记忆不依赖于海马

任何事情都能产生假设。一个流行的假设是，工作记忆依赖于海马。目前尚无可信证据支持这一假设，因为工作记忆极少激活海马，而且海马受损极少破坏工作记忆。因为海马已知参与长时记忆、空间加工、时间加工、新刺激加工，所以在工作记忆中观察到的所有海马激活会因这些混淆因素和不合理的分析而打折扣。

工作记忆和海马间缺乏关联被称为"**零发现**"（**null finding**）（即，结果在统计上不显著）。人们永远无法绝对肯定零发现是正确的，这称为接受零假设（accepting the null hypothesis）。可以认为，目前所使用的分析技术还不够灵敏，无法揭示工作记忆中的海马激活，或是海马受损后的工作记忆缺失需要一些尚未应用的精妙测试来探查。虽然这些在理论上都可行，但已经开展的无数针对工作记忆和大脑的研究中，没有一项能令人信服地将工作记忆和海马关联起来。因此，目前可以断定，这种关联并不存在。

6.4　脑可塑性与工作记忆训练

一项研究探究了工作记忆任务训练是否会改变脑激活，这称为**脑可塑性（brain plasticity）**。有证据表明，大量的工作记忆任务训练不仅能改善该任务的表现，而且还能提高智力（Jaesgi, Buschkuehl, Jonides & Perig, 2008）。

一项 fMRI 研究评估了经工作记忆任务训练后脑激活的变化（Jolles, Grol, Van Buchem, Rombouts & Crone, 2010）。在学习阶段的每个试验中，3～5 个对象依次呈现，要求受试者按对象呈现顺序对其口头编码（verbally encode）。然后提示受试者在延迟期依先前顺序（在保持条件下）或相反顺序（在控制条件下）保持对象。在测试阶段，一个对象呈现，受试者用按按钮来指示该项目在序列中的位置。受试者练习该任务每次约 25 分钟，每周 3 次，持续 6 周。练习前（时间点 1）和练习 6 周后（时间点 2）均测量工作记忆延迟期激活，一部分受试者 6 个月后完成一项行为测试（时间点 3），评估训练是否有长时记忆影响。

图 6.5A 显示，工作记忆准确性经训练得到改善，尤其是在工作记忆负荷较高（4 个或 5 个项目）的情况下，这些改善在训练后保持了 6 个月。图 6.5B 说明，在工作记忆延迟期内，训练在前额皮层前部（anterior prefrontal cortex）和顶叶皮层中产生激活增加。一项早期的工作记忆 fMRI 研究采用了空间位置范式，

并报告了 5 周的训练同样在背外侧前额叶皮层和顶叶皮层中产生激活增加，而且还在背外侧前额叶皮层的另一个区域中产生激活减少（Olesen，Westerberg & Klingberg，2004）。虽然这看上去很矛盾，工作记忆训练在背外侧前额叶皮层中既会产生激活增加又会产生激活减少，但因为这是一个非常大的脑区，与很多认知功能相关联。激活减少可能反映训练引起的刺激和反应流畅，这对应重复启动（一种内隐记忆，见第 7 章）。激活增加可能反映采用的策略使困难任务变得更易控制，比如**组块化（chunking）**（多个项目彼此相关联）或增加对保持于工作记忆中的项目的注意（见第 8 章）。

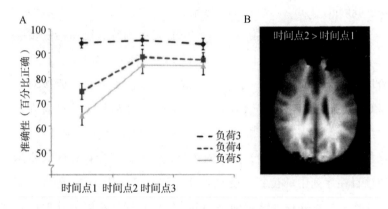

图 6.5　工作记忆训练带来的行为效应和大脑效应

（A）工作记忆准确性（百分比正确）与时间（时间点 1 = 训练前，时间点 2 = 训练 6 周后，时间点 3 = 时间点 2 后 6 个月）和负荷的函数（图例在右下角）。（B）时间点 2 和时间点 1 在 fMRI 激活（深灰色）上的对比（轴向视图，枕极在底部）。

在很多研究中，工作记忆训练与背外侧前额叶皮层和顶叶皮层中激活的增加和减少都相关，特别是训练持续多个星期很多小

时的情况下（Klingberg，2010；Li et al.，2015）。少于一小时的
训练只与这些区域和视觉感觉区域中的激活减少相关，这可归因
于重复启动。这些发现表明，要想在这些任务中增加背外侧前额
叶皮层和顶叶皮层中的激活，就需要做大量的训练。研究也指
出，受试者接受大量工作记忆任务训练时，其他相关和不相关任
务的行为表现也有所提高（Jaeggi et al.，2008；Klingberg，
2010）。这可能是因为背外侧前额叶皮层和顶叶皮层会参与很多
认知功能，包括工作记忆、长时记忆、意象、注意（见第 8 章）。
正如专栏 6.3 中所讨论的，工作记忆可能只是意象的另一个标
签。虽然很多研究没有报告非训练任务性能的提高，但这些是零
发现（这总是有问题的）。未来研究应确保有大量的工作记忆训
练，并采用范围广泛的任务，以努力更好地理解这一过程。

专栏 6.3：工作记忆存在吗？

　　工作记忆领域比意象领域要大得多。为了说明这一
点，在论文库 PubMed. gov 中搜索词条做比较，搜"工
作记忆"和"fMRI"得到的文章数量是搜"意象"和
"fMRI"得到数量的三倍多。然而，与工作记忆和意象
相关的认知过程和各脑区似乎是相同的（见第 8 章）。
任何认知过程都应该分解为最基础的各种操作。感知是
最基本的认知操作，只与感觉加工区域中的激活相关。
意象可描述为感知的一种弱形式（weak form），也会激
活感觉加工区域，但依赖于背外侧前额叶皮层和顶叶皮
层控制区域。

　　工作记忆之所以得名，是因为它指之前呈现（记
得）信息的激活（工作）保持。然而，这一描述似乎

过于复杂，因为记住刚刚呈现的信息并非真正的记忆（至少不是该术语常用的方式），而且可以认为，工作记忆的过程只不过是意象而已。相比之下，长时记忆需要之前学习信息的提取，而且依赖于海马，因此不同于意象。

有争议的观点是，因为除了与意象有关联的部分，工作记忆与任何心理过程或脑区都不相关，所以工作记忆不作为一个单独的认知功能存在。这与功能无关。这些只是标签，那些探究工作记忆的研究者会继续称其为工作记忆。然而，相比确定的记忆类型（即，长时记忆和内隐记忆），那些主要感兴趣于记忆的脑机制的科学家应该对意象/工作记忆的兴趣较小。

本章小结

- 长期以来，研究者一直在背外侧前额叶皮层中观察到持续工作记忆激活，这认为是反映了工作记忆的内容。
- 最近，研究者使用多体素模式分析和模式分类算法来揭示早期感觉皮层区域（比如 V1）中的工作记忆激活。
- 虽然有人声称海马与工作记忆相关，但因为其采用的方法（如，分析不限于延迟期）和/或混淆因素（confounding factors），所以这些发现还是有问题的。
- α 频带和 γ 频带中的脑激活与视觉工作记忆的相关性一致。
- 工作记忆中，θ 频带中的脑激活可归因于混淆因素。
- 大量的训练可在背外侧前额叶皮层和顶叶皮层中产生激活的增加和减少，这可分别归因于训练相关的脑可塑性和重复启动。

- 有证据表明，大量的工作记忆任务训练可改善非相关任务的表现，甚至提高智力。

问题回顾

1. 与 10 年前相比，现在人们关于工作记忆内容的存储区域的想法有何不同？
2. 哪些分析过程用于揭示早期感觉区域中的工作记忆激活？
3. 为什么关联工作记忆和海马的证据有问题？
4. 哪些脑激活频带与工作记忆的相关性一致？
5. 对于一项工作记忆任务，是否不论训练多长时间都会增加背外侧前额叶皮层中的激活？

延伸阅读

Sala, J. B., Rämä, P. & Courtney, S. M.（2003）. Functional topography of a distributed neural system for spatial and nonspatial information maintenance in working memory. *Neuropsychologia*, 41, 341 −356.

This fMRI study illustrates the view that the contents of working memory are stored in the dorsolateral prefrontal cortex but not in early sensory regions.

Harrison, S. A. & Tong, F.（2009）. Decoding reveals the contents of visual working memory in early visual areas. *Nature*, 458, 632 − 635.

This fMRI study is the first to show that multi-voxel pattern analysis and a pattern classification algorithm can reveal sustained patterns of activity in early sensory regions, including V1.

Hannula, D. E. & Ranganath, C. (2008). Medial temporal lobe activity predicts successful relational memory binding. *The Journal of Neuroscience*, 28, 116 −124.

This fMRI study aimed to link working memory to the hippocampus, but employed a paradigm that depended heavily on spatial processing and an analysis that was not restricted to the delay period.

Sauseng, P. , Klimesch, W. , Heise, K. F. , Gruber, W. R. , Holz, E. , Karim, A. A. , Glennon, M. , Gerloff, C. , Birbaumer, N. & Hummel, F. C. (2009). Brain oscillatory substrates of visual short-term memory capacity. *Current Biology*, 19, 1846 −1852.

This study shows that visual working memory is associated with EEG activity in the gamma frequency band and the alpha frequency band within occipital regions and parietal regions and includes an elegant TMS experiment that provides a causal link between alpha activity and inhibition of distracting items.

Olesen, P. J. , Westerberg, H. & Klingberg, T. (2004). Increased prefrontal and parietal activity after training of working memory. *Nature Neuroscience*, 7, 75 −79.

This fMRI study is one of the first to show that extensive training on a working memory task can produce increases in activity within the dorsolateral prefrontal cortex and the parietal cortex.

第7章 内隐记忆

学习目标

- 描述通常发生于内隐记忆中的行为效应和大脑效应。
- 识别与内隐记忆相关的各脑区。
- 描述与内隐记忆相关的各脑激活频带的特征。
- 详述内隐记忆的不同神经模型（neural models）。
- 判定是否存在内隐记忆与海马相关的可信证据。
- 描述发生于技能学习（skill learning）中的两种不同脑激活模式。

在日常生活中，"记忆"这个术语用来指对以前事件的意识经验。然而，当一个事件重复发生时，也会有发生于意识经验之外的行为效应和大脑效应。内隐记忆指对以前学习的信息缺乏意识经验或意识（awareness）。这包括某项目重复时，对其更高效、更流畅的加工（即，重复启动），以及技能学习（见第1章）。

本章第7.1节关注与内隐记忆相关的各脑区，包括背外侧前额叶皮层和感觉加工区域（与长时记忆相关的区域的子集，见第1章和第3章）。第7.2节讨论与内隐记忆相关的激活频带，包括 γ 激活和 α 激活（与长时记忆相关的激活频带的子集，见第4章）。虽然内隐记忆和长时记忆在关联区域和激活频带方面有部分重叠，但本章将强调很多显著差异。例如，有一点二者直接相反，长时记忆与皮层激活的增加相关，而内隐记忆通常与皮层激活的减少相关。第 7.3 节详述引发内隐记忆效应的神经活动理论模型，并讨论可区分这些模型的方法。第 7.4 节关注有人声称的海马与内隐记忆关联的证据，如果这是事实，那就说明该区域只与长时记忆相关的证据并不可靠。最后一部分，第 7.5 节通过评估大脑激活如何随时间变化来集中讨论技能学习，从依赖于长时记忆的学习初始阶段，到依赖于内隐记忆的学习后期阶段。因为已使用任务研究过技能学习，但这些任务过分简单化，训练持续时间也过短，所以未来需要应用更现实的范例来研究这一重要课题。

7.1　与内隐记忆相关的各脑区

一个事件的初次发生会激活很多脑区。例如，有人看到一张照片时［上面有来自南达科他州（South Dakota）巴德兰兹（Badlands）的野牛］，在很多视觉区域和左背外侧前额叶皮层中会产生激活，这涉及语言/概念加工（见第 1 章和第 8 章）。如果他们后来经历了同一事件（如，他们看到相同的照片），那么他们能更快速地加工信息，在相同皮层区域中的激活强度会相对减少，这称为重复启动。经典观点认为，脑激活强度的减少反映对重复发生事件的更流畅或更高效的加工。这种脑激活减少的发生与事件是否加工过相一致（如，人们是否记得以前看到过这张野牛照片）。

绝大多数探究与内隐记忆相关脑区的研究都应用了重复启动范式。在这些范式的学习阶段，项目（比如对象）呈现，受试者尽可能快地做感知或概念性决策，比如"对称/不对称"判断、比参照尺寸"更大/更小"判断、或"有生命/无生命"判断。在测试阶段，旧和新项目呈现，受试者做同样的感知或概念性决策，同样尽可能快。

　　该范式有两个方面非常重要。第一，相比激发（encourage）长时记忆提取（这是外显/意识加工）的**直接任务（direct task）**（比如新/旧识别），询问项目的感知或概念特性的**间接任务（indirect task）**不需要长时记忆提取。第二，要求受试者尽可能快地做出反应，这是为了最小化对长时记忆的依赖。

　　重复启动范式似乎很大程度上分离了无意识加工，因为反应时间比那些与长时记忆相关的（通常大于 2 秒）短得多（通常小于 1 秒）。此外，有别于长时记忆任务（见第 3 章），重复启动和其他内隐记忆任务不依赖于内侧颞叶（Squire，1992；Schacter，Dobbins & Schnyer，2004），这将在本章第 7.4 节中讨论。

　　皮层激活的减少与重复启动相关，这也称为**重复抑制（repetition suppression）**或**适应（adaptation）**，是认知神经科学领域中最强大的效应之一。一项重复启动 fMRI 研究使用了对象图片（Koutstaal et al.，2001）。图 7.1A 说明了该范式。测试阶段四次呈现一列对象，受试者快速反应，判断每个对象比 13 英寸的正方形盒子大还是小。测试阶段呈现相同/旧、不同（即，与旧项目感知不同名字相同），或新奇（novel）/新项目，受试者做大小是否相同的判断。受试者对相同/旧项目的反应快于新奇/新项目时（且相比不同项目，反应速度居中），可观察到行为重复启动效应（Behavioral repetition priming effects）。在测试阶段，与重复启动相关的脑激活减少是通过对比新奇/新项目和相同/旧项目来分离的。这种对比可能看上去不同寻常，因为长时记忆激活常常通过对比旧项目和新项目的正确反应来分析（见第 1 章和第

3 章）。然而，分离内隐记忆激活需要相反的对比，因为相比旧［原有（primed）］项目，新［非原有（unprimed）］项目相关的激活强度较大。

图 7.1B 显示，重复启动与左右背外侧前额叶皮层（左图，两处大的激活在顶部）中的激活及梭状回中的左右腹侧枕颞叶皮层（ventral occipital-temporal cortex）（右图，两处大的激活在底部）中的激活相关。在左右外侧颞叶皮层后部（posterior lateral temporal cortex）中也存在重复启动激活（未显示）。背外侧前额叶皮层和外侧颞叶皮层后部中的激活减少被认为反映了对重复对象的更有效的概念/语言加工，尤其在左半球中的（见第 1 章和第 8 章），枕叶皮层中的激活减少被解释为反映了对重复出项对象的更有效的视觉加工。

图 7.1C 说明提取自左右梭状皮层的事件相关激活时序。在左梭状皮层中观察到对相同/旧项目的重复启动，以及对不同项目的一定程度的重复启动（即，这两种事件类型的激活强度比新奇/新项目的激活强度都低）。这表明，对旧项目和感知不同名字相同的项目，左梭状皮层都显示出一定程度的重复启动。相比之下，右梭状皮层中只观察到对相同/旧项目的重复启动，因为新奇/新和不同项目的激活特性间没有差异。这说明，右梭状皮层只对完全相同的项目显示重复启动效应。

在另一项使用对象的重复启动 fMRI 研究中观察到了相似的结果模式（Vuilleumier，Henson，Driver & Dolan，2002）。重复对象和感知不同名字相同的对象（这对应之前学习阶段的相同和不同情况）都会在左背外侧前额叶皮层中产生激活减少，这可假定反映了概念重复启动。改变测试阶段中一半对象的视角（即，对象呈现的角度），在左后梭状皮层（left posterior fusiform cortex）中，对于呈现视角相同或不同的对象，都出现相对新项目的激活减少。在右后梭状皮层中，对于呈现视角相同的对象，出现相对新项目的激活减少，而对于呈现视角不同的对象则没有。这再次表明，相同的项目和相似的项目会在左梭状皮层中产生重复启动效应，而只有相同的项目才会在右梭状皮层中产生重复启动效应。

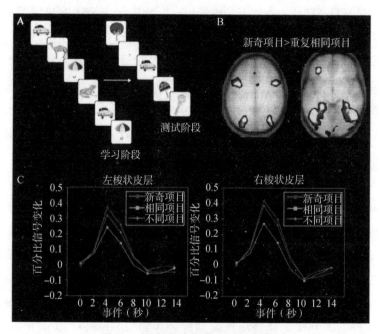

图 7.1 重复启动范式和 fMRI 结果

（A）图左，学习阶段呈现对象。图右，测试阶段呈现相同/旧对象、名字相同的不同对象、新奇/新对象。（B）相比新奇/新项目，重复相同/旧项目的 fMRI 激活减少。图左，背外侧前额叶皮层激活显示在左上角和右上角。图右，腹侧枕叶皮层（ventral occipital cortex）激活显示在左下角和右下角（轴向视图，枕极在底部）。（C）提取自左右梭状皮层的对相同/旧、不同、新奇/新项目的事件相关激活时序（刺激呈现后，百分比信号变化与事件的函数）（每张图片的图例在右上角）。

一项 fMRI 引导下的 TMS 研究（见第 11 章）探究了左下背外侧前额叶皮层是否对"有生命—无生命"任务中的对象重复启动是必需的（Wig, Grafton, Demos &Kelly, 2005）。对于每一位受试者，在 fMRI 初始阶段，研究者识别到了与对象重复启动相关的左下背外侧前额叶皮层，还在枕叶皮层中观察到了重复启动效应。然后在第二阶段，在学习阶段使用一组新对象，将 TMS 应用于左下背外侧前额叶皮层或运动皮层控制区域。最后，在 fMRI 后续阶段，呈现来自第二阶段的旧对象及新对象，评估行为重复启动效应和大脑重复启动效应。应用于左下背外侧前额叶皮层（但不是控制区域）的 TMS 将左背外侧前额叶皮层中的行为重复启动效应（即，受试者不再能更快地分类来自第二阶段的重复对象）和大脑重复启动效应都消除了。在枕叶皮层中的重复启动效应完好无损，大概是因为这些效应依赖于感知加工，而不是概念加工。这些研究结果表明，左下背外侧前额叶皮层对该区域中完整的行为重复启动和完整的大脑重复启动效应是必需的。

前述研究结果表明，背外侧前额叶皮层和外侧颞叶皮层后部（尤其在左半球中的）反映概念/语言信息的重复启动（见第 8 章），而腹侧枕颞叶皮层则反映感知信息的重复启动。这些发现与图 7.2 中对大量启动研究的回顾一致（Schacter, Wig & stevens, 2007）。该回顾总结道，概念重复启动效应较少依赖于项目的感知特征，发生于背外侧前额叶皮层和外侧颞叶皮层（尤其在左半球中的）。此外，感知重复启动效应发生于视觉皮层。在更靠后部的视觉区域中，介于学习刺激和测试刺激之间的重复启动需要更多的特异性感知重叠（specific perceptual overlap）；而在更靠前部的视觉区域中，介于学习刺激和测试刺激之间的重复启动则需要更少的特异性感知重叠（右半球中的重复启动需要更多的特异性重叠）。

重复启动几乎总是与皮层激活的"减少"相关，其支持这样的观点，即这种内隐记忆反映更流畅或更高效的加工。还应注意到，有研究报告了重复启动相关的视觉皮层激活的"增加"，尤其是对项目，比如抽象形状或陌生对象（Henson，Shallice & Dolan，2000；Slotnick & Schacter，2006）。很少能观察到这种激活的增加，因为几乎所有的研究都使用熟悉项目作为刺激。然而，会产生这种重复启动相关的激活增加的事实表明，"重复抑制"这个术语限制性太强，并不适用于大脑中所有形式的重复启动。最近的行为证据说明，在重复启动中，这种皮层激活的增加可能是因为对重复陌生项目的注意分配的增加（Thakral，Jacobs & Slotnick，forthcoming）。这是未来研究中一个令人兴奋的课题。

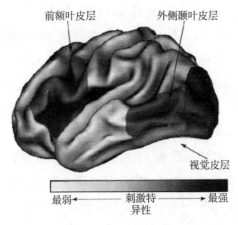

图 7.2　皮层重复启动效应回顾

始终能在背外侧前额叶皮层、外侧颞叶皮层、枕叶皮层后部中的视觉皮层、腹侧枕颞叶加工流（**processing stream**）中观察到重复启动效应。在视觉皮层区域中，更靠后部的区域刺激特异性最强，更靠前部的区域刺激特异性最弱（侧视图，枕极向左，图例在底部）。

7.2　与内隐记忆相关的大脑时序

　　使用高时间分辨率技术的内隐记忆研究在很大程度上都采用了重复启动范式。重要的是要记住，重复启动（对于熟悉项目）与 fMRI 激活强度的减少相关。在本书关注的之前所有研究中（见第 3 章和第 4 章），记忆产生了 fMRI 激活的增加和电生理激活强度的增加（即，ERPs 和 ERFs，见第 2 章），这表明，这些测量方法是有关联的。因此人们可能会期望，重复启动应该产生 ERP 或 ERF 激活强度的减少，但这始终没有观察到。在研究中，这种 ERP/ERF 效应混在一起，有些研究显示强度无变化，另一些显示强度减少，而另一些显示强度增加。

　　虽然重复启动 ERP/ERF 研究发现尚不明确，但重复启动始终影响 EEG/MEGγ 激活和 α 激活。在一项 EEG 重复启动研究中，单词（如，"hug"）和假词（pseudo words）（如，"wug"）呈现一次或两次，受试者做"单词/非单词"判断（Fiebach，Gruber & Supp，2005）。对于单词或非单词的第一次呈现，刺激呈现后 200～350 毫秒，枕区电极和顶区电极上会出现 γ 频带（25～80 赫兹）激活的增加。图 7.3A 显示，相比单词的第二次呈现，对于单词的第一次呈现，这种后部 γ 激活的强度较大、锁相较稳定（即，存在 γ 激活强度的减少和对重复项目的相位锁定）。

　　另一项采用对象作为刺激的 EEG 重复启动研究得到了相同的结果模式（Gruber & Miller，2005）。在一项 MEG 重复启动研究中，对象呈现一次或重复呈现，受试者在心理上对每个项目命名，若能识别它就尽可能快地按下按钮（Gilbert, Gotts, Carver

& Martin, 2010）。相比新对象，重复对象与 α 频带（频带中心为 12 赫兹）激活的增加相关。图 7.3B 显示，刺激呈现后 200 毫秒始，这种 α 激活的增加发生于右侧梭状回（使用源定位（source localization）识别，见第 2 章）。在右背外侧前额叶皮层中观察到了相同的 α 激活模式。

另一项重复启动 MEG 研究同样报告了刺激呈现后 190～270 毫秒，背外侧前额叶皮层和下颞叶皮层中 α 激活的增加（Ghuman, Bar, Dobbins & Schnyer, 2008）。此外，在背外侧前额叶皮层中 α 激活和下颞叶皮层中 α 激活之间有一个约 30 毫秒的相位延迟（见第 4 章）。这说明，这些区域间存在自上而下的交互作用，背外侧前额叶皮层驱动下颞叶皮层中的 α 激活。

一项针对顽固性癫痫患者的重复启动颅内 EEG 研究对之前的研究结果做了补充（Engell & McCarthy, 2014）。刺激呈现后 100～300 毫秒，重复和新面孔的对比与梭状皮层中 γ 激活的减少和 α 激活的增加相关。

之前的重复启动 EEG/MEG 发现提供了一致的结果模式。始于约 200 毫秒，重复启动与视觉加工区域中 γ 激活的减少和视觉加工区域及背外侧前额叶皮层中 α 激活的增加相关。因为 γ 激活反映视觉皮层区域中的加工（见第 4 章和第 6 章），所以可以假定，重复启动相关的 γ 激活的减少反映抑制加工，重复启动相关的 α 激活的增加可能反映视觉皮层激活减少的机制（可能凭借来自背外侧前额叶皮层的自上而下的信号调节）。因为这些重复启动 EEG/MEGγ/α 效应都反映了皮层激活的减少，所以说它们为本章第一部分中讨论的 fMRI 结果做了补充。

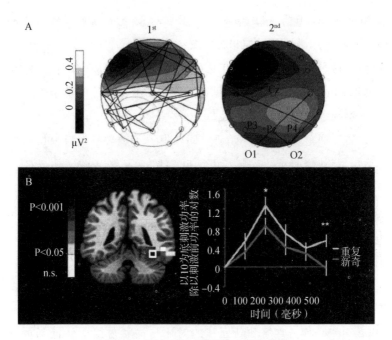

图 7.3　重复启动 EEG 和 MEG 结果

（A）对于单词的第一次呈现（即，新单词）和第二次呈现（即，旧单词，圆圈显示电极位置，上视图，枕极在底部），后部 EEGγ 激活（单位为微伏平方，图例在左边）的强度和相位锁定（线条指示）。（B）图左，对于重复／旧项目和新奇／新项目的比较（冠状视图，统计显著性（statistical significance）图例在左边，n. s. 为无显著差异），在右侧梭状回中的重复启动 MEGα 激活强度的增加。图右，提取自图左一区域（白色正方形中）的事件相关激活，阐释重复启动效应（每个刺激的功率的对数（log of power）／强度除以每个刺激前的基线功率的对数／强度与事件的函数，单位为毫秒，刺激呈现后，图例在右边，星号表示有显著差异）。

EEG/MEGγ 激活和 α 激活模式可能提供了一个线索，说明为什么在研究中没有一直观察到 ERP/ERF 启动效应。ERPs/ERFs 是所有频率范围内激活的平均值。如果重复启动减少 γ 激

活的强度而增加 α 激活的强度，那么它们可能会在平均时相互抵消。可能有 γ 激活更突出的刺激或任务（或受试者），则重复启动 ERP/ERF 效应可能只发生在这些情况下。为了给这种可能性提供一些支持，一项重复启动研究报告了 γ 激活的变化，而非 α 激活，还报告了旧项目相对新项目的 ERP 激活强度的减少（Gruber & Miller，2005）；然而，另一项重复启动研究报告了 γ 激活和 α 激活二者的变化，却没有观察到 ERP 启动效应（Engel & McCarthy，2014）。进一步的研究需要挖掘重复启动 ERP/ERF 效应不一致背后的奥秘。

7.3　内隐记忆的模型

目前为止回顾的证据表明，依据 fMRI 激活和 γ 激活的测量，熟悉项目的重复启动产生脑激活减少。经典的解释是，重复启动产生更流畅或更高效的加工，但这一解释不够明确。有三种神经活动的理论模型来描述重复启动中实际发生的情况（Grill-Spector，Henson & Martin，2006）。这些模型也适用于其他形式的内隐记忆。

图 7.4A 描述了项目首次呈现时单个神经元中的激活模式。这些神经元相互连接（线条显示），可反映跨皮层激活（如，彼此相距数厘米），比如腹侧枕颞叶皮层中，介于面孔和房屋加工区域之间（见第 1 章）；或可反映单一皮层区域中的神经元激活。对于第一次呈现，很多神经元对该项目做出反应，如图中所示的中到高反应率（response rates）（即，分别为浅灰和白色圆圈）及右侧两个神经元的激活曲线（activation profiles）。

图 7.4B，图左显示重复启动的**疲劳模型（fatigue model）**，

其对于所有神经元，重复项目与激活强度的减少相关（即，之前浅灰和白色圆圈现在分别为深灰和浅灰）。之所以称为疲劳模式，是因为它描述了神经元在激活后如果反应迟缓/疲劳，那么它们会做什么。

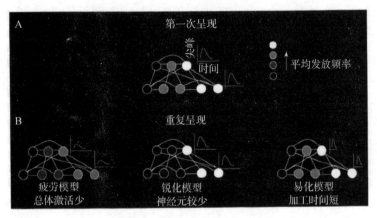

图 7.4　重复启动的几种模型

（A）对于项目的第一次呈现，用平均发放频率（**mean firing rate**）来测量的单个神经元中的激活（圆圈，线条表示神经元间的连接）（图例在右边）。激活时序（刺激呈现后，尖峰数量与时间的函数）显示在两个神经元的右边。（B）对于项目的第二次呈现的相同神经元中的激活，以疲劳模型（图左）、锐化模型（图中）、易化模型（图右）来描述。

　　图 7.4B，图中显示重复启动的**锐化模型**（**sharpening model**），其对于未达最大激活的神经元，重复项目与激活强度的减少相关；而对于达到最大激活的神经元，激活强度相同（即，之前浅灰的圆圈现在为黑色，而白色圆圈不变）。之所以称为锐化模式，是因为只有之前最活跃的神经元才会反应，这意味着之前项目的表征更具空间限制（spatially restricted）/锐化。

　　图 7.4B，图右显示重复启动的**易化模型**（**facilitation mod-**

156

el），其对于所有神经元，重复项目与相同的激活强度相关，但所有的激活以更快的速率发生（即，激活时序在时间上被压缩）。基于同步激活的增加，人们还提出了一种额外的重复启动模型（Gotts, Chow & Martin, 2012）。然而，第 7.2 节中所描述的 α 激活强度的增加可能反映了皮层抑制，这是一种皮层激活减少的机制，而不是一种独立的模型。

没有证据支持重复启动的易化模型。例如，相比新项目，ERPs/ERFs 对于重复项目没有更快的时序。这使得疲劳模型和锐化模型成为两种可行的重复启动模型。幸运的是，这些模型可以通过评估对某些神经元的重复启动效应来区分，相比初始产生较低强度激活的神经元，这些神经元初始产生最高强度的激活。

疲劳模型认为，重复将减少所有皮层神经元中的激活强度，这预示着，重复启动中的激活减少在那些初始最活跃的神经元中将是最高的。例如，如果反应最大的神经元（图 7.4A 中的白色圆圈）中的强度为 10，反应较小的神经元（图 7.4A 中的浅灰圆圈）中的强度为 6，那么疲劳模型可能预测所有神经元中的强度都减半，这样，之前反应最大的神经元中的强度会成为 5，反应较小的神经元中的强度会成为 3（即，相比反应较小的神经元，反应最大的神经元中的减少相对"较大"）。

与此相反，锐化模型认为，重复只会减少反应较小神经元中的激活强度，这预示着，重复启动中的激活减少在那些初始较不活跃的神经元中将是最高的。使用之前例子的数字，如果反应最大的神经元中的强度为 10，反应较小的神经元中的强度为 6，锐化模型可能预测只有反应较小神经元中的强度会减半，这样，之前反应最大的神经元中的强度仍然为 10，反应较小的神经元中的强度会成为 3（即，相比反应较小的神经元，反应最大的神经元中的减少相对"较小")。

一项 fMRI 研究通过比较对不同项目类别（比如面孔和房屋）在腹侧枕颞叶皮层中激活的相对强度来评估重复启动的疲劳模型和锐化模型（Weiner, Sayres, Vinberg & Gril-Spector, 2010)。对于初始产生最大反应强度的类别和初始产生较小反应强度的类别，外侧腹侧枕颞叶皮层（lateral ventral occipital-temporal cortex）中激活强度减少的比例相似，这支持疲劳模型。对于初始产生较小反应强度的类别，内侧腹侧枕颞叶皮层（medial ventral occipital-temporal cortex）中激活强度减少的比例较大，这支持锐化模型。这些结果表明，重复启动的性质在不同的皮层区域中可能有差异。因为这只是一项研究的结果，将来需要在同一研究路线上对重复启动的这些模型做进一步的研究。

7.4 内隐记忆和海马

有大量证据表明，海马与长时记忆相关（见第 3 章），而该区域与内隐记忆却无关。很多患者脑损伤研究也显示了这一点，内侧颞叶（包括海马）受损通常对长时记忆表现产生巨大的破坏，但对内隐记忆表现几乎没有损害。还有许多 fMRI 研究也说明了这一点，长时记忆始终能激活海马（Slotnick, 2013b），但内隐记忆不会激活该区域。

一些使用了独特任务和分析的研究称，海马可能与内隐记忆相关。如果这是真的，它会质疑这个基于证据的观点：海马只和长时记忆相关。在**联想启动任务（associative priming task）**中，学习阶段呈现成对的无关单词（如，"cloud-flower""cave-reason""table-plane"）。测试阶段向受试者呈现完整的单词对，但第二个单词只显示词干（如，"cloud-flo_ "）；或重新安排单词对，第二个单词也只显示词干（如，"cave-pla_ "），受试者尽可能快地用想到的第一个单词来补齐词干。相比重新安排的单词对，来自学习阶段的完整单词对的词干补笔完成率较高，这反映了行为联想启动（behavioral associative priming）。因为这是一项间接、快速的任务，所以这种联想启动任务效应可解释为依赖于内隐记忆。

然而，正如专栏 7.1 中所讨论的，间接任务的使用并不一定意味着受试者是基于内隐记忆来做出反应。对于联想记忆任务，受试者也能基于长时记忆补齐单词片段（即，第一个单词和词干能引起对来自学习阶段的第二个单词的回想）。在这一间接任务中，这种**外显记忆污染**（explicit memory contamination）可能是因为该任务的表现与其他长时记忆的测量相关，而且严重失忆症患者在该任务中的表现受损（Schacter et al.，2004）。虽然在联想启动任务中，完成单词对和重新安排单词对的对比在内侧颞叶中产生激活的增加，但这被解释为反映了长时记忆（Badgaiyan，Schacter & Alpert，2003）。因此，尽管内侧颞叶（包括海马）与联想启动之间有关联，但这可归因于在该间接任务中使用到了长时记忆。

人们认为联想启动任务某种程度上基于长时记忆。不同于联想启动任务，有人强烈主张，**情景线索任务**（contextual cueing task）只基于内隐记忆（Chun & Jiang，1998）。图 7.5 显示了该任务刺激显示的一个版本，即指示受试者快速探查混在很多以不同方向旋转的"L"中的一个旋转的"T"的方向（"左"或"右"）。

在实验中，12 个独特的背景（即，"L"配置），每个重复30 次，并提示目标位置，而另一半的背景是新的。相比新背景，受试者在重复背景下能更快发现目标方向。后续一项研究发现，内侧颞叶（包括海马）损伤患者在情景线索任务中表现受损，这被解释为海马与内隐记忆之间的一种关联（Chun & Phelps，1999）。然而，这些内侧颞叶损伤患者在该任务中表现受损的另一个原因是，该任务与长时记忆相关。在最初介绍情景线索任务的研究中有关于外显污染的证据（Chun & Jiang，1998）。因为实验中近一半的受试者声称他们意识到背景重复。

一项由不同研究小组开展的针对情景线索任务的 fMRI 研究也就该任务中的外显污染提供了可信证据（Preston & Gabrieli，2008）。该研究使用了与图 7.5 中所描述的相同的刺激范式，即伴随着新背景，12 个背景（即，旋转的"L"），每个重复 20 次，受试者快速探查目标方向（即，旋转的"T"）。fMRI 完成后，受试者参与一项意外测试，以测量他们是否对重复背景存在长时记忆。12 个重复背景和 12 个新背景呈现，他们做新/旧识别判断。结果识别记忆表现正确率为 58%，大于机会/猜测率的 50%，这表明，很多受试者在该任务中使用了长时记忆。

情景线索表现与鼻周皮层中的激活相关（即，相比重复背景，新背景产生的激活较大），这可能反映了重复启动或熟悉性。这说明，之前描述的内侧颞叶损伤患者的情景线索表现受损（Chun & Phelps，1999）可能是由于鼻周皮层的损伤，而非海马。这些发现表明，情景线索任务可反映内隐记忆和长时记忆二者，而且没有可信证据证明该任务与海马相关。

专栏 7.1：那项任务并不映射那个过程

很多科学家假定，一项任务基于一个认知过程。在记忆研究中，不需要回想学习阶段的间接任务通常假定反映内隐记忆；而需要回想学习阶段的直接任务通常假定反映长时记忆。然而，仅仅因为使用特定的任务类型，并不一定意味着受试者就会以理想或期望的方式行事。虽然在间接任务中没有要求受试者记住之前呈现的项目，但他们可能仍然会自动或有意提取这些信息。受试者意志自由，他们经常做意想不到的事情。沿同样的思路考虑，即使在直接任务中要求受试者记住之前呈现的项目，仍然会有内隐记忆效应存在。换言之，没有任务是**过程纯粹（process-pure）**的。为了评估任务中涉及的认知过程，所有受试者可能用以完成任务的认知策略都需要考虑到。行为分析和实验后的问答应该用于评估受试者在任务中应用的策略。例如，很大程度上基于内隐记忆的任务应该有更快速的反应时间，受试者不应重复任何外显知识项目。

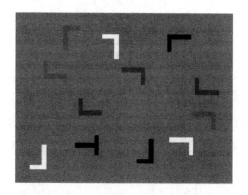

图 7.5　情景线索刺激显示

每个刺激显示由一个在背景（即，很多旋转的"L"）中的目标（即，一个旋转的"T"）组成。受试者指出目标是指向"左"还是"右"。

　　另一项 fMRI 研究也声称，通过测量对面孔和场景的眼动，可提供海马参与内隐记忆的证据（Hannula & Ranganath，2009）。在学习阶段，受试者观看面孔—场景对，并评估面孔是否属于场景描述的地方（如，厨房场景中的特定面孔）。在测试阶段的每个试验中，之前场景的其中一个呈现 1 秒，接着有 7 秒的延迟，指示受试者使用场景作为线索来提取相关面孔。然后，来自学习阶段的三个面孔（包括与该场景匹配的那个）呈现，受试者选择他们认为匹配该场景的面孔。除了做外显面孔识别反应（即，用按按钮表示之前的面孔与场景匹配），还要监测眼动，以调查每个面孔的观看时间。观看时间可以是与场景匹配的面孔的最大值，也可以是与场景不匹配的面孔的最大值。关键试验是那些外显面孔识别不正确的（即，他们按下按钮选错了面孔）和正确面孔观看时间高于错误面孔观看时间的试验。有理由假定，这种对正确面孔观看时间的增加反映了内隐记忆，因为长时记忆（用按按钮来测试）在这些试验上未起作用。

　　这些试验中存在海马激活，但当三个面孔呈现且内隐加工可能已经发生时，它就没有出现了。相反，在面孔呈现之前，场景单独呈现之时，海马激活发生。主要问题是，没有根据认为，场景单独呈现时内隐记忆在运作。在这一时期，指示受试者提取与场景配对的面孔，他们可能提取来自学习阶段的各面孔之一。可以假定，他们在此期间提取了错误面孔，因为他们随后做出了错误的按钮反应，这反映错误记忆的过程。正如已知错误记忆可在海马中产生激活（见第 5 章），场景线索中的激活可归因于错误记忆，而不是内隐记忆。后来对错误面孔的选择也支持了这一点，即受试者可能观看匹配面孔的时间较长（因为他们对面孔—场景对的记忆痕迹很弱），但之后选择了不同的面孔，其更好地匹配他们来自场景期间的错误记忆。因此，这项研究没能提供任何可信的证据证明内隐记忆与海马相关。

本节评估和质疑了关于内隐记忆与海马相关的多个案例。长时记忆与海马之间的关联基于大量证据，但没有可信证据证明内隐记忆与海马相关。正如专栏 7.2 中所讨论的，人们普遍持有的基于证据的这个观点（内隐记忆与海马无关）可能已在努力实现科学成功方面受到挑战。如果目标是发现内隐记忆和海马间的关联，那么未来的研究需要完成更有说服力的案例，其任务只反映内隐记忆。然而，丰富的证据表明，海马与长时记忆相关，而非内隐记忆，这不大可能发生。

专栏 7.2：通往科学成功的一条道路

在科学领域闻名通常需要一个漫长的过程。在某个科学问题上取得重大进展可能需要数年或数十年的时间。那些已经成为知名人物的人很受益，包括更好的工作、更多的基金资助、优秀学生，以及在权威期刊上发表论文。科学家增加成功概率的方法之一是研究有争议的课题。通过这种方法，他们成为激烈的科学辩论中的核心角色。另一种增加成功机会的相关方法是尝试发现与普遍观点相矛盾的证据。然而，挑战普遍观点的研究的科学性有时候是有问题的。幸运的是，庞大的科学家群体会对这样的研究做严格的评估，并揭示真相。

7.5 技能学习

精通各种技能需经数年的训练，比如乐器演奏、武术或国际象棋。技能学习涉及多个阶段，包括很大程度上依赖于长时记忆的早期阶段和很大程度上依赖于内隐记忆的晚期阶段。

对技能学习的科学研究通常需要受试者重复一项相对简单的任务，并追踪随时间推移的脑激活变化。在一项 fMRI 技能学习研究中，受试者学习用他们的左手拇指及其他手指指尖做 5 次敲击序列（Ma et al.，2010）。例如，一种序列是 5，2，4，3，5（手指依次编号，从食指的 2 到小指的 5）。受试者练习这个序列4 周，每天 15 分钟。fMRI 应用于第一天（训练前）、练习 2 周后、练习 4 周后，受试者在 2 分钟的期间内交替做已学序列的练习和休息（对照条件）。

图 7.6A 显示，从第 1 天到第 14 天，手指动作的速率提高了一倍，但第 14 天到第 28 天，速率几乎没有提高。从第 2 周到第4 周的表现提高相对平稳，这说明手指敲击序列已学得很好，可能很大程度上基于内隐记忆。

图 7.6B 显示各运动加工区域在训练后第 2 周出现激活增加，接着在训练后第 4 周出现激活减少，这些运动加工区域包括初级运动皮层（primary motor cortex）（M1）、辅助运动区/皮层（supplementary motor area）（SMA），以及称为基底神经节（basal ganglia）（BG）的皮层下区域（sub-cortical region）。

该研究也报告了随时间推移，背外侧前额叶皮层和小脑中的激活逐渐减少，小脑是大脑中与运动协调相关的区域。前述研究观察到，数周训练后，背外侧前额叶皮层（Floyer-Lea & Matthews，2005）和小脑（Ungerleider，Doyon & Karni，2002）中出现相似的激活减少。另外的关联是，海马在训练的第 1 天或第2 天与序列学习相关，但在更大量的训练后就无关了（Penhune& Doyon，2002；Steele & Penhune，2010）。

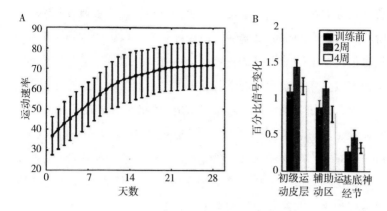

图 7.6　技能学习行为结果和 fMRI 结果

（A）手指敲击速率（每分钟序列数）和训练天数的函数。（B）训练前、训练 2 周后、训练 4 周后，初级运动皮层（M1）、辅助运动区/皮层（SMA），以及基底神经节（BG）中的 fMRI 激活强度（图例在右上角）。

虽然有多个区域与序列学习相关，但这些发现可用简单的方式来解释。更多训练后，海马和背外侧前额叶皮层中激活减少，这可能反映了序列对长时记忆的依赖性较低（见第 3 章）。与之类似，小脑中的激活减少可归因于训练增加后，所需要的运动协调程度降低。各运动加工区域中激活的初始增加（2 周后）可能反映了从背外侧前额叶皮层中外显控制到较低水平运动加工区域中加工增加的转换（Diedrichsen & Kornysheva，2015）。各运动加工区域中激活的逐步减少（第 2 周到第 4 周）可能反映了更高效更流畅的加工，如重复启动发生的那样。

虽然技能学习的研究已经开始阐释该过程的脑机制，但这一线的研究有很多缺点。第一，迄今为止所采用的任务（比如手指敲击）比日常生活中学习的技能（比如武术）要简单得多。第二，这些任务的练习量（即，不超过几周）远远小于日常生活所学任务的练习量。对于这个问题，很多技能学习研究探究一个阶段或几天训练中的脑激活，但这种早期阶段中的学习可假定受长时记忆污染（并非认为这些研究与本章无关）。第三，之前的工作重点关注与运动技能学习相关的脑激活变化，忽略了认知技能学习，比如熟练掌握国际象棋或电子游戏。例如，一项行为研究显示，国际象棋大师可无意识地处理布局（Kiesel，Kunde，Pohl，Berner & Hoffman，2009），这与棋子特性和移动可能性的内隐记忆相对应。未来研究应采用更现实的任务和大量的训练，以更好地理解与技能学习相关的脑机制。

本章小结

- 内隐记忆通常使用重复启动范式来研究，即受试者在间接任务中做快速反应。

- 相比新项目，对旧项目的反应更快，这为行为重复启动提供了证据。

- 对熟悉项目的重复启动与背外侧前额叶皮层、外侧颞叶皮层后部（主要在左半球）、感知加工区域中 fMRI 激活的减少相关。

- 对熟悉项目的重复启动与 γ 激活的减少和 α 激活的增加相关，二者都对应皮层激活的减少。

- 重复启动的两种可行的神经模型是疲劳模型和锐化模型。

- 没有可信证据证明内隐记忆与海马相关。

- 技能学习随着时间的推移，在背外侧前额叶皮层中，除了最初的激活增加（前 2 周内），后来会出现激活减少；各运动加工区域中的激活则是逐渐减少（第 2 周到第 4 周）。

问题回顾

1. 对于熟悉项目和陌生项目，重复启动中的脑激活有何不同？
2. 哪些脑区与内隐记忆相关？
3. 内隐 fMRI 效应和频带效应是如何相互关联的？
4. 重复启动的两种可行模型是什么？
5. 是否有可行证据证明内隐记忆与海马相关？
6. 技能学习范式可在哪些方面得到改进？

延伸阅读

Koutstaal, W. , Wagner, A. D. , Rotte, M. , Maril, A. , Buckner, R. L. & Schacter, D. L. (2001). Perceptual specificity in visual object priming: Functional magnetic resonance imaging evidence for a laterality difference in fusiform cortex. *Neuropsychologia*, 39, 184 − 199.

This fMRI study illustrates the reductions in the magnitude of cortical activity associated with repetition priming for familiar items.

Engell, A. D. & McCarthy, G. (2014). Repetition suppression of face − selective evoked and induced EEG recorded from human cortex. *Human Brain Mapping*, 35, 4155 −4162.

This intracranial EEG study illustrates the two temporal effects of repetition priming for familiar items, a decrease in gamma activity and an increase in alpha activity.

Grill − Spector, K. , Henson, R. & Martin, A. (2006). Repetition and the brain: Neural models of stimulus − specific effects. *Trends in Cognitive Sciences*, 10, 14 −23.

This paper reviews multiple neural models of repetition priming.

Hannula, D. E. & Ranganath, C. (2009). The eyes have it: Hippocampal activity predicts expression of memory in eye movements. *Neuron*, 63, 592 −599.

This fMRI paper claims to provide evidence that the hippocampus is associated with implicit memory, but the effects can be attributed to false memory.

Ma, L. , Wang, B. , Narayana, S. , Hazeltine, E. , Chen, X. , Robin, D. A. , Fox, P. T. & Xiong, J. (2010). Changes in regional activity are accompanied with changes in inter − regional connectivity during 4 weeks motor learning. *Brain Research*, 1318, 64 −76.

This fMRI study shows how brain activity changes over 4 weeks of training during skill learning of a finger tapping sequence.

第8章　记忆与其他认知过程

学习目标

- 描述与视觉注意相关的各认知过程和脑区。
- 将与工作记忆和长时记忆相关的脑区与视觉注意相关的各脑区进行比较。
- 描述与视觉意象相关的各认知过程和脑区。
- 将与工作记忆和长时记忆相关的脑区，与视觉意象相关的各脑区进行比较。
- 列示与语言加工相关的两个主要脑区，并说出语言加工与记忆相关联的两种方式。
- 识别为增强情绪信息记忆而交互作用的两个区域。

　　注意是一个认知过程，聚焦于所有外显记忆的内容。细节回想经验似乎与生动意象经验相似。本章比较与记忆相关的认知过程及脑区和与注意、意象、语言、情绪相关的认知过程及脑区。第8.1节回顾与注意相关的脑区，除了背外侧前额叶皮层和顶叶皮层控制区域，还包括感觉加工区域。这些区域和与工作记忆及长时记忆相关的区域相似（除了长时记忆对内侧颞叶的额外依赖，见第3章和第6章）。本章第8.2节回顾与意象相关的脑区，包括感觉加工区域、背外侧前额叶皮层、顶叶皮层，并将与视觉意象相关的认知过程及脑区和与工作记忆及长时记忆相关的认知过程及脑区相比较。第 8.3 节详述与语言加工相关的脑区，包括左下背外侧前额叶皮层和左外侧颞叶皮层后部。这些区域与记忆研究有关，常常使用单词和有意义的对象作为具有语言/概念表征的刺激。最后一节，第 8.4 节关注与情绪相关的脑区，包括杏仁核（刚好在海马前面的一个区域）和背外侧前额叶皮层。在情绪信息的记忆中，似乎杏仁核与海马产生交互作用，以增强记忆编码和记忆巩固。本节也关注背外侧前额叶皮层的作用，因为该区与注意、记忆、语言、情绪都相关。这表明，背外侧前额叶皮层并不只与某特定的认知过程相关。

8.1 注意与记忆

想象一下，一位老师正在全班面前积极地讲课，头上顶着一个时钟。为了避免侮辱她，一位学生一直看着她的脸，并把他的注意转移到时钟上，查看时间，然后再把注意转回到她脸上。这一过程阐明注意在空间中的转移。人们也可以注意项目的不同视觉特征，比如它的运动（如，某人抓住一个球时）或颜色（如，某人购买衣服时）。

行为研究显示，注意可增强项目加工，很多准确而快速的反应都反映了这一点。例如，在一个广泛应用于注意领域的范式中，在中心注视点（central fixation point）向受试者呈现线索（如，箭头），提示他们注意左视野或右视野（Posner，1980）。相比非注意的相同刺激（即，目标在提示他们注意的相反视野中），受试者探查注意的刺激（即，目标在提示他们注意的视野中）速度较快。这就好像注意项目比非注意项目更突出或更明亮。

　　注意的认知神经科学是完全独立于记忆认知神经科学的一个领域。比较与注意项目/位置相关的激活和与相同项目/位置未注意时相关的激活可探究大脑中的注意效应。注意与大脑中的感觉区域和控制区域都相关（见第 1 章）。**注意的获得模型（gain model of attention）**可以很好地描述感觉效应，其认为，注意会增强感觉加工区域中的脑激活强度。可以假定，这些大脑中的感觉注意效应会引起上述的增强的行为注意效应。通常通过在两个视野中同步呈现刺激来研究与视野中不同位置相关的注意的感觉效应。提示受试者注意在右视野或左视野中的刺激，同时让其始终注视中心注视点。

　　图 8.1A 说明了一个有代表性的刺激。在这个例子中，当注视点上两个重叠箭头的其中之一短暂闪现红色时（显示于图中顶部面板），提示受试者将注意转移到对应视野中。然后受试者保持注意该视野中的闪烁棋盘刺激（显示在虚线圆圈中），忽略相反视野中的刺激，当他们探测到不常出现的红色小正方形出现在注意刺激中时（显示于图中第二块面板中），按下按钮。当注视点上的另一个箭头闪现红色并指向相反视野时（显示于图中第三块面板中），提示受试者将注意转移到相反视野中。通过这种方式，受试者在右视野中的刺激和左视野中的刺激之间转移注意，相反视野中的刺激作为非注意对照刺激。应该强调的是，刺激显示在整个时间内都是相同的（除了很少出现的目标），这可确保感知加工的恒定，因此脑激活的变化可归因于注意，而非感知。

　　一项 fMRI 研究阐释了注意的感觉效应，刺激呈现于左视野和右视野中（Hopfinger，Woldorff，Fletcher & Mangun，2001）。对于每次试验，提示受试者注意左视野或右视野，同时始终注视中心注视点。如图 8.1B 所示，注意右视野时在左纹外皮层中产生激活，而注意左视野时在右纹外皮层中产生激活。

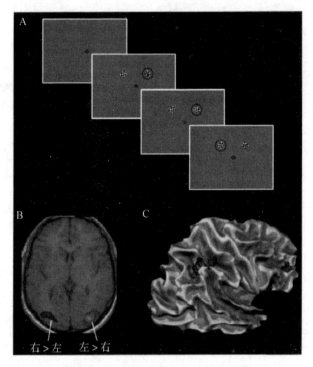

图 8.1　空间注意范式和 fMRI 结果

（A）注意刺激显示，中心注视点上有两个重叠箭头，每个视野中一个闪烁棋盘刺激。其中一个箭头短暂变为红色时，受试者将注意转移到对应的视野/刺激上（以虚线圆圈显示）。受试者在探测到注意位置/刺激中的红色小正方形时按下按钮，忽略非注意位置/刺激。（B）早期视觉区域中的对侧注意激活（轴向视图，枕极在底部）。注意右视野和注意左视野的对比（右 > 左）在左纹外皮层中产生激活，而注意左视野和注意右视野的对比（左 > 右）在右纹外皮层中产生激活。（C）右半球中背外侧前额叶皮层（最右侧激活）和顶叶皮层（最左侧激活）中的注意控制激活（侧视—后视图，枕极向左）。

之后的一项 fMRI 研究采用了相似的范式，也报告了在早期视觉区域中的对侧注意效应，包括 V1、V2、V3（Slotnick，Schwarzbach & Yantis，2003）。通常在对空间注意的研究中能观察到这种在视觉加工区域中的对侧注意效应（见第 1 章）。对其他特征的注意也会增加对应特征加工区域中的激活强度。例如，对颜色的注意在颜色加工区域中产生激活，该区域在腹侧视觉加工通路中（见第 1 章，Liu，Slotnick，Serences & Yantis，2003）。

另一项阐释注意效应的 fMRI 研究使用了移动的点作为刺激（Thakral & Slotnick，2009）。在始终注视中心注视点的同时，受试者观看一个点域向注视点移动 14 秒，或者注意移动点并探测点的短暂减速（在注意条件下）；或者感知移动点但不做任何任务（在感知条件下）。注意阶段和感知阶段的比较揭示了运动加工区域中的感觉激活（见第 1 章）。如图 8.1C 所示，该对比也在背外侧前额叶皮层和顶叶皮层控制区域中产生激活。注意的控制区域始终包括背外侧前额叶皮层和顶叶皮层（Corbetta & Shulman，2002）。

工作记忆范式包括学习阶段（呈现将要被记住的刺激）、延迟阶段（主动维持刺激）、测试阶段（刺激呈现，受试者判断其是否来自学习阶段）（见第 6 章）。工作记忆的过程在延迟期中反映。工作记忆与感觉加工区域、背外侧前额叶皮层、顶叶皮层控制区域中的激活相关。这些区域和与注意相关的区域相同。

在左视野或右视野中的信息的工作记忆与对侧早期视觉区域中的激活相关（见第 6 章）。这些工作记忆对侧视觉感觉效应反映了与空间注意相关的对侧视觉感觉效应。

在工作记忆和注意中，背外侧前额叶皮层和顶叶皮层控制区域的重叠被用于证明这些认知过程有关联（Awh，Vogel & Oh，2006；Gazzaley & Nobre，2012）。一项研究比较了相似空间工作记忆和空间注意范式中的 fMRI 激活模式（Ikkai & Curtis, 2011）。在工作记忆范式的每个试验中，在延迟期内，单一空间位置在左视野或右视野中保持 7.5~13.5 秒。在注意范式的每个试验中，在延迟/持续注意期内，提示注意左视野或右视野，此时工作记忆和空间注意在背外侧前额叶皮层和顶叶皮层中产生相似的激活模式。这并不奇怪，因为工作记忆和注意范式的设计如此相似。然而，工作记忆范式在延迟期内通常涉及多个项目或空间位置的保持，并使用更复杂的刺激（如，面孔和房屋）（见第 6 章）；而注意范式中介于线索和目标间的延迟期通常较短，并使用相对简单的刺激（如，棋盘图案）。尽管如此，人们可以很容易地操纵这些范式，使之相互映射，并且可观察到相似模式的控制区域激活，这表明，工作记忆和注意是相似的认知过程。

未来旨在探究工作记忆和注意之间的关联的研究应该对相同的受试者（而不是在不同的受试者组中比较与这些认知过程相关的脑区）采用能代表这两种过程的范式（不要太过扭曲范式）。重要的是，人们可描述任何工作记忆范式的特征，甚至是有多个空间位置或复杂刺激的，因为需要对工作记忆的内容持续注意。因此，工作记忆与持续注意过程密切相关。

长时记忆范式包括学习阶段（呈现将要被记住的一列刺激）和测试阶段［旧和（通常）新刺激呈现，受试者做新/旧识别判断和/或背景记忆判断（见第 1 章和第 3 章）］。情景记忆和项目记忆是两种长时记忆，与感觉加工区域、背外侧前额叶皮层、顶叶皮层、内侧颞叶中的激活相关。除了内侧颞叶，这些区域和与注意相关的区域相同。有人提出，在提取中，注意可能操作于项目的内部表征（Wagner, Shannon, Kahn & Buckner, 2005; Cabeza, Ciaramelli, Olson & Moscovitch, 2008）。例如，当人们离家前回忆钥匙放在哪里时，他们会选择性地注意这种记忆表征中钥匙的位置。这个例子说明，与长时记忆相关的脑区在某种程度上可能反映了注意过程。

有证据表明，长时记忆和注意与相同的感觉效应有关。一项长时记忆 fMRI-ERP 研究使用抽象形状作为刺激（Slotnick，2009b）。在学习阶段，形状呈现于中心注视点的左侧或右侧。在测试阶段，旧或新形状呈现于中心注视点，受试者将每个项目分类为"旧且之前在左""旧且之前在右"，或"新"。研究人员鼓励受试者使用视觉策略而非言语策略（如，项目之前呈现时对其形象化，而不是记住言语标签"左"或"右"）。

如图 8.2A 所示，fMRI 将之前呈现于左视野中的项目的正确记忆（旧左命中）与之前呈现于右视野中的项目的正确记忆（旧右命中）在右纹外皮层中产生的激活做对比；同时将之前呈现于右视野中的项目的正确记忆（旧右命中）与之前呈现于左视野中的项目的正确记忆（旧左命中）在左纹外皮层中产生的激活做对比。

图 8.2B 显示使用 ERPs，刺激呈现后，介于 100～200 毫秒间观察到的对侧视觉激活的相同模式，以地形图和对应的偶极子源定位说明（见第 2 章）。这种记忆 ERP 效应对应**对侧 P1 效应**（**contralateral P1 effect**），针对空间注意的 ERP 研究中一直有关于该效应的报告（即，刺激呈现后，介于 100～200 毫秒间发生的对侧激活强度的增加，Hopfinger et al.，2001）。

之后的一项 fMRI 研究使用相同的范式，并报告了长时记忆编码中对侧早期视觉区域激活的相同模式（Thakral & Slotnick，2013）。这些长时记忆对侧视觉感觉效应与对侧视觉感觉效应相似，后者与空间注意相关。

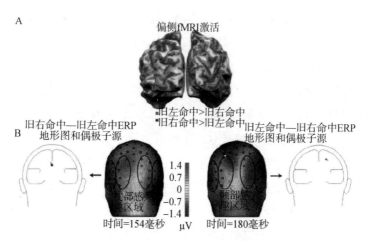

图 8.2　空间记忆 fMRI 和 ERP 结果

（A）早期视觉区域中对侧记忆 fMRI 激活 （后视图）。之前在左边的项目和之前在右边的项目的正确记忆 （旧左命中 > 旧右命中） 的对比在右纹外皮层中产生的激活；之前在右边的项目和之前在左边的项目的正确记忆 （旧右命中 > 旧左命中） 的对比在左纹外皮层 （图例在底部） 中产生的激活。
（B）枕部感兴趣区域 （ROIs） 和颞部感兴趣区域的区分 （小深色突起显示电极位置，图例在中央，单位为微伏）。图左，刺激呈现后 154 毫秒时，与之前在右边项目的正确记忆和之前在左边项目的正确记忆的对比 （旧右命中—旧左命中） 相关的地形图 （后视图），以及在左半球中的对应枕叶皮层偶极子源 （冠状视图）。图右，刺激呈现后 180 毫秒时，与之前在左边项目的正确记忆和之前在右边项目的正确记忆的对比 （旧左命中—旧右命中） 相关的地形图 （后视图），以及在右半球中的对应枕叶皮层偶极子源 （冠状视图）。

　　如图 8.3 所示，一项对 36 个研究的元分析发现，相同的背外侧前额叶皮层和顶叶皮层控制区与注意、工作记忆 （与之前的讨论相关）、情景/长时记忆提取相关 （Naghavi & Nyberg, 2005）。在一项对 93 个 fMRI 研究的元分析中，与注意相关的相同顶叶区域也与长时记忆编码相关（Uncapher & Wagner，2009）。

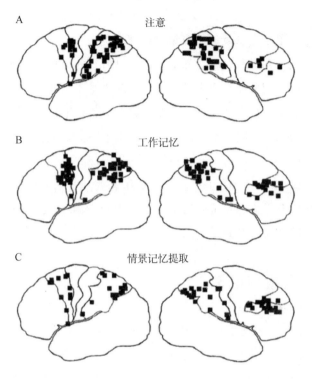

图 8.3　与注意、工作记忆、情景记忆提取相关的控制区域激活的元分析
（A）与注意相关的背外侧前额叶皮层和顶叶皮层激活（侧视图，枕极朝向
中央）。（B）与工作记忆相关的背外侧前额叶皮层和顶叶皮层激活。（C）与
情景记忆提取相关的背外侧前额叶皮层和顶叶皮层激活。

最近的一项 fMRI 研究对顶叶中注意激活与长时记忆激活的重叠程度做了详细分析（Hutchingson et al.，2014）。他们对单个受试者做了分析（而不是所有受试者的平均激活或在研究中寻找一致激活），发现长时记忆在与注意相关的完全相同的区域中产生激活。这些发现提供了令人信服的证据，证明长时记忆中存在注意过程。这种对单个受试者的研究结果尤其可信是因为他们不受限于在分析基于不同受试者组时带来的易变性（variability）。换言之，单个受试者的研究结果可评估是否完全相同的脑区与两种不同的认知过程相关，而对不同受试者组的分析则会使激活模糊，使得它们可能看上去相似，而实际上是不同的。

虽然注意似乎在长期记忆中运转，但长时记忆也与内侧颞叶中的激活相关。因此，长时记忆是一个不同的认知过程，注意是一个单独的过程，其运作是为了加强内部记忆表征（internal memory represent）的加工。未来工作需要通过直接比较与这些过程在整个大脑中相关的激活（基于单个受试者），来阐释注意和长时记忆间关系的本质。

8.2 意象与记忆

斯蒂芬·科斯林（Stephen Kosslyn）是一位研究意象的杰出的认知神经学家，他一直对人们如何回答这个问题感兴趣，"德国牧羊犬的耳朵是什么形状"。大多数人回答说，在心理上形成一只德国牧羊犬的视觉图像，然后"观看"它耳朵的形状。视觉意象已证明可激活与视觉感知相同的大脑感觉区域，包括 V1和纹外皮层区域，但也依赖于背外侧前额叶皮层和顶叶皮层控制区域（Kosslyn，Ganis & Thompson，2001；Pearson，Naselaris，Holms & Kosslyn，2015）。

一项 fMRI 研究旨在比较与视觉感知、视觉意象、视觉注意相关的感觉区域和控制区域（Slotnick，Thompson & Kosslyn，2005）。如图 8.4A 所示，图左，在视觉感知条件下，闪烁的楔形棋盘（已知其激活早期视觉区域）围绕中心注视点旋转，受试者识别是否有一个不常出现的红色小正方形在楔形的"里面"或"外面"。图右，在视觉意象条件下，只显示楔形的外边缘，指示受试者尽力想象整个闪光楔形（即，尽可能多地想象楔形的视觉细节），受试者做同样的"里面/外面"判断。视觉注意控制条件使用相同的刺激作为意象条件，但指示受试者不想象闪光楔形，并识别红色正方形在"左"视野中还是"右"视野中。

　　图 8.4B 图左显示与某典型受试者感知相关的早期视觉区域中的激活［即，**网膜代表图（retinotopic maps）**］。术语"网膜代表图"是指早期视觉区域中的激活，其在视野中的相邻位置映射到皮层上的相邻位置（这是视野映射到眼睛视网膜上的方法）。视野中不同的位置用不同的颜色表示，并给早期视觉区域做标注（每条黑线指示相邻视觉区域间的边界）。

　　图 8.4B 图中和图右分别显示与意象和注意相关的激活。重要的是，相比与注意相关的网膜代表图，与意象相关的网膜代表图和与感知相关的网膜代表图相似得多。注意图中未观察到的意象图中的区域由椭圆区分开来。这些发现对于研究中的各受试者是一致的，说明虽然弱于感知效应，但意象效应在早期视觉区域中是相似的。至于感觉激活，视觉意象可描述为感知的一种弱形式（Pearson et al.，2015）。

　　图 8.4C 显示与感知和意象的持续周期相关的脑区，包括视觉加工区域，以及与意象和注意的持续周期相关的脑区，这包括背外侧前额叶皮层和顶叶皮层。这些发现表明，视觉感知和视觉意象与感觉区域中的重叠激活相关，这与网膜代表图的发现一致，即视觉意象和视觉注意与相同的控制区域相关。

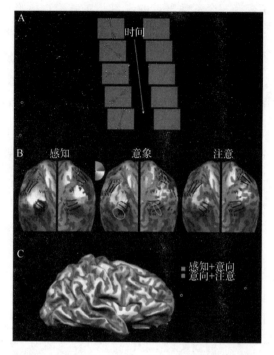

图 8.4　视觉感知、意象、注意范式和 fMRI 结果

（A）图左，感知刺激显示，闪烁棋盘围绕中心注视点旋转。图右，意象和
注意刺激显示，只有闪烁棋盘的外弧线围绕中心注视点旋转。在感知和意
象条件下，受试者判定是否有一个短暂闪烁的小红色正方形在刺激的"里
面"或是"外面"。在注意条件下，受试者判定小红色正方形在"左"视
野还是"右"视野中。（B）某典型受试者的感知、意象、注意网膜代表图
（后视图，颜色对应视野中不同的空间位置，由感知和意象网膜代表图间的
半圆图例所示）。对早期视觉区域给予标注（黑），蓝绿椭圆显示意象比注
意产生更大网膜代表激活的区域。颜色的重复模式（即，左半球上部黄到
红到黄到红）对应早期视觉区域中的重复视野表征（如，视野中的右下象
限在左半球的背侧 V1、V2、V3 中存在独特表征）。（C）与感知和意象都
相关的激活，及与意象和注意（图例在右边）都相关的激活。

视觉意象和视觉工作记忆是不可分离的认知过程。在视觉工作记忆范式中，通常向受试者呈现刺激，然后他们在延迟期保持刺激的心理表征（mental representation）（见第 6 章）。在视觉意象范式中，通常向受试者呈现刺激，然后他们在延迟期想象该刺激。两种认知过程都激活视觉感觉加工区，包括 V1；两种认知过程都与背外侧前额叶皮层和顶叶控制区域相关；两种认知过程都不依赖于内侧颞叶。

虽然这些认知过程有相似之处，但工作记忆的文献主体和意象的文献主体是分开的。这些认知过程间的唯一区别似乎在于如何描述延迟期中的刺激表征。在工作记忆文献中，刺激描述为被保持，而在意象文献中，刺激描述为被想象。保持视觉信息似乎是另一种表达想象视觉信息的方式，这些认知功能与相同的感觉区域和控制区域相关。这些在范式、认知过程、脑区中显著的相似性表明，工作记忆只是意象的另一个标签（见第 6 章）。如果有令人信服的案例说明工作记忆不同于意象，那么使用工作记忆指导语和使用意象指导语的相同刺激范式就需要在不同的脑区中产生刺激。这似乎不大可能，不过这是未来研究的一个课题。

长时记忆需要提取自初始编码事件以来未记住的信息，而视觉意象需要记住刚才呈现的刺激。这些认知过程并不相同，而且与这些过程相关的脑区也不相同。只有长时记忆与内侧颞叶中的激活相关。然而，视觉长时记忆和视觉意象都能反映细节心理表征。此外，长时记忆和意象都与感觉加工区域、背外侧前额叶皮层、顶叶皮层中的激活相关（见第 3 章）。

一项 fMRI 研究旨在探究与视觉回想和视觉意象相关的共同和不同的脑区（Slotnick，Thompson & Kosslyn，2012）。熟悉阶段（familiarization phase）呈现对象的线图（如，斑马和羽毛）。

对于每个对象，指示受试者记忆对象细节，按下按钮对象会消失，然后想象对象出现时的样子，然后再按按钮，对象出现，纠正他们的心理图像。对象按一定排序以这种方式重复三次。这样的熟悉过程在意象研究中很常见，旨在确保心理图像细节生动/形象。然后受试者完成学习和测试阶段，这在记忆研究中很常见。每个学习阶段呈现之前熟悉过的对象，指示受试者记住每个项目。在记忆测试阶段，对应于旧对象、新对象，或对照反映（左、中央、右）的单词标签呈现。受试者对旧和新单词做"记得/知道/新"判断，或就对照单词按对应按钮（左、中央、右）。意象测试阶段呈现相同类型的标签，但指示受试者尽可能生动地想象对应的对象，并对旧单词和新单词做"高生动/中生动/低生动"判断，或就对照单词按对应按钮。

记忆—旧—"记得"反应和意象—旧—"高生动"反应与对照反应的比较（这需要单词加工和运动加工），都在背外侧前额叶皮层、顶叶皮层、视觉感觉区域（包括 V1）的相同区域产生激活。记忆—旧—"记得"反应与意象—旧—"高生动"反应的比较在视觉感觉区域中产生的激活较大，这表明该记忆任务与更详细的视觉表征相关。总之，这项研究的结果说明，长时记忆和意象共享很多相同的大脑过程，但这些认知过程并不完全相同。

在记忆领域中有一条相对较新的研究路线，其主要关注与过去事件的自传体记忆（见第 3 章）和未来事件的想象自传体记忆相关的各脑区。例如，当要求受试者在看到线索单词"服装"后想象未来 5 年的自传体记忆时，将给出以下描述："我妹妹会完成……她的本科教育，我想象一些整洁的地方，常春藤联盟私立学校……这会是一个非常美好的春日，我的爸爸和妈妈会在那里……（完整描述请见 Addis，Wong & Schacter，2007，p. 1375）。
在这项 fMRI 研究中，过去事件的自传体记忆和未来事件的想象自
传体记忆都在视觉区域、背外侧前额叶皮层、顶叶皮层、内侧颞
叶（包括海马）中产生激活。虽然这些结果可用于说明意象与内
侧颞叶中的激活相关，但这不是标准的意象任务。想象未来自传
体事件涉及对过去信息的提取（如，父母，在上述例子中），正如
作者所确认的，除了构造事件的记忆编码，这两种预期都会在内
侧颞叶中产生激活（见第 3 章）。因此，这种内侧颞叶激活可归因
于长时记忆编码和提取过程，而不是意象。

8.3　语言与记忆

19 世纪晚期有研究报告称，一位左下背外侧前额叶皮层受损患
者仅存在词汇产生（word production）障碍（即，患者不能讲话，
但能听懂言语），另一位左颞上皮层后部（left posterior superior tem-
poral cortex）受损患者仅存在理解障碍（即，患者不能理解言语，
但能讲话）。科学家报告了这些发现后，分别命名这些区域为布罗卡
氏区（Broca's area）和韦尼克氏区（Wernicke's area）。

图 8.5 显示了这些区域的位置，以及与语言加工相关的其他
区域（Price，2000）。词汇产生与布罗卡氏区相关，该区域恰好
位于运动皮层的下方和前部；而视觉词汇理解则与视觉皮层、角
回（在下顶叶皮层中）、韦尼克氏区相关。布罗卡氏区和韦尼克
氏区分别与语言产生和语言理解的关联是语言加工的经典模型。
然而，最新证据表明，语言产生和语言理解与布罗卡氏区和韦尼
克氏区都相关。与记忆研究特别相关的是，在语言领域，加工一
个单词的意义称为**语义加工**（**semantic processing**），可激活布罗

卡氏区、韦尼克氏区、角回、更多的颞上皮层前部（anterior superior temporal cortex）（Price，200；Vigneau et al.，2006；Friederici & Gierhan，2013）。关键的一点是，语义/概念加工与左下背外侧前额叶皮层和左颞上皮层后部相关。

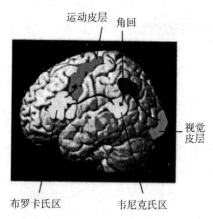

图 8.5　语言加工区域（侧视图，枕极向右）
用不同的灰色阴影标注，箭头指示区域间信息流动的方向。

　　语言加工及更具体的单词加工是记忆研究的一个重要方面，因为单词经常作为刺激，而有意义的对象与语义加工相关。例如，人们看到绵羊的图片时，不仅加工与动物视觉相关的信息，而且知道它的叫声（"咩"）、在哪里可以找到它（农场）、它对人类有什么用处（纺毛线）。这种类型的语义或概念表征与语言加工区域中的激活相关，包括左下背外侧前额叶皮层、左颞上皮层后部（即，分别为布罗卡氏区和韦尼克氏区）。

　　本书已提到很多记忆中语言加工的例子。语义记忆指在很长一段时间内通过反复接触而学到的事实知识，与左背外侧前额叶皮层中的激活相关（见第 3 章）。错误记忆常常因与正确记忆共

享的言语标签而发生，与左背外侧前额叶皮层和左颞上皮层后部
中的激活相关（见第 5 章）。概念启动效应也与左背外侧前额叶
皮层和左颞上皮层后部相关（见第 7 章）。当刺激可以在语义/概
念上加工时，常常能观察到语言加工区域中的激活。

　　虽然在记忆任务中观察到的一些背外侧前额叶皮层激活可归
因于语言加工，但情况并非总是如此。提取诱发遗忘与右背外侧
前额叶皮层相关，研究认为该区域调节抑制而非语言加工（见第
5 章）。语义记忆可能会激活左背外侧前额叶皮层中的一个区域，
比布罗卡氏区更靠前部（Gabrieli，Poldrack & Desmond，1998）。
这些发现强调，背外侧前额叶皮层激活并不一定反映语言加工。
尽管如此，绝大多数应用于记忆研究中的刺激确实具有语义/概
念表征，这就是记忆常常激活与语言加工相关区域的原因。正如
专栏 8.1 中所讨论的，这些对记忆相关激活和其他认知过程相关
激活的详细比较有助于洞悉记忆的脑机制。

专栏 8.1：理解其他认知过程的益处

　　研究记忆的认知神经学家受益于对其他认知过程的
详细了解。注意常常等同于记忆编码中的增强加工；意
象常常等同于记忆建构中的细节感觉加工；而语言常常
等同于言语编码或提取。然而在认知心理学和认知神经
科学领域，注意、意象、语言都是独立而内容丰富的主
题。如本章所述，理解这些认知过程及其关联的脑区可
对记忆基于的脑机制有新的进一步的了解。例如，相同
的脑区与不同的认知过程相关说明可能存在一个共同的
过程。未来工作的一个重要方面将是识别记忆和其他认
知过程所基于的共同和不同的脑机制。

8.4 情绪与记忆

情感神经科学（**affective neuroscience**）聚焦于与情绪加工相关的各脑区，而且该领域与认知神经科学领域大有不同。然而，在应用认知神经科学技术的研究中，当使用刺激唤起情绪时（如，恐惧、厌恶、快乐），这些领域会相互重叠。情绪刺激（比如蜘蛛照片、颅骨或枪）加工与神经刺激加工的比较会激活很多脑区，包括杏仁核、眶额皮层（orbitofrontal cortex）（眼睛/眼眶正上方额叶皮层的一部分）、背外侧前额叶皮层（Lindquist，Wager，Kober，Bliss-Moreau & Barrett，2012）。图 8.6 显示了杏仁核的位置，这是海马正前部的一个小区域。杏仁核是与情绪刺激加工相关的核心脑区，研究认为其是与很多脑区广泛连接的中枢（Pessoa & Adolphs，2010：Lindquist et al.，2012）。专栏 8.2 讨论相比其他类型的认知加工，背外侧前额叶皮层在情绪加工中的作用。

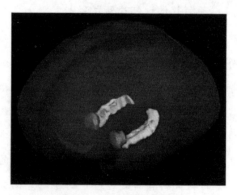

图 8.6　杏仁核和海马

显示在半透明的大脑中，每个半球中的杏仁核（深灰色）和海马（浅灰色）（侧视—前视图，枕极向右）。

专栏 8. 2：背外侧前额叶皮层与很多认知过程相关

背外侧前额叶皮层与记忆、注意、意象、语言、情绪都相关。研究这些主题之一的科学家常常假定背外侧前额叶皮层主要与他们研究的认知过程相关。虽然左下背外侧前额叶皮层的一个区域（即，布罗卡氏区）似乎专门用于语言加工，但背外侧前额叶皮层非常大，而且与这些不同认知过程相关的激活似乎很大程度上相互重叠。

背外侧前额叶皮层到底是做什么的？一种可能性是，该区域调节一个共同的认知过程或很多过程。例如，该区域中的激活可能反映在其他脑区中加工的选择信息，比如记得的项目、呈现的刺激、想象的刺激、将要说的单词或情绪类型。背外侧前额叶皮层可能也反映其他脑区中的无关信息的抑制。相关资料的选择和无关资料的抑制是有关联的，因为它们都容许特定目标的表现（即，关注相关信息）。此外，选择和抑制可能都反映注意的更基本的过程，这可能与所有这些认知过程共享。

另一个可能性是，背外侧前额叶皮层是一个灵活的区域，重组其功能可反映执行每项任务所需的规则（Miller，Freedman & Walls，2002），如果情况如此，那么该区域的功能可与每种类型的认知过程都不同。背外侧前额叶皮层这些广泛的功能并不具有排他性。背外侧前额叶皮层可能参与所有这些认知功能共同的选择／抑制，也可能参与学习每个这些认知功能所特有的任务规则。关键点是，不能假定背外侧前额叶皮层中的激活只反映一种认知过程。

因为情绪信息与增加的心理加工和脑加工相关，所以不应惊讶，情绪刺激记忆通常优于神经刺激记忆（除了情绪信息遭压制的情况，比如在创伤事件中，这会损伤记忆）。研究认为，通过杏仁核和海马的交互作用，情绪刺激的加工某种程度上可增强长时记忆（Phelps，2004）。杏仁核和海马的解剖学结果支持这些区域交互作用的观点，因为杏仁核和海马无缝连接（通常很难区分这些区域，甚至对单个受试者采用高分辨率的 MRI 也有困难）。杏仁核似乎在情绪刺激的编码和情绪刺激的巩固中都能增强海马中的加工。

在一项 fMRI 研究中，学习阶段向受试者呈现混合神经刺激的情绪刺激图片（一半积极，比如可爱的小猫；一半消极，比如森林大火），然后在测试阶段，他们做新/旧识别判断（Mickley Steinmetz，Schmidt，Zucker & Kensinger，2012）。相比神经项目，对于情绪项目，之后记得的项目（旧命中）与之后遗忘的项目（旧遗漏）的对比在海马、杏仁核、眶额皮层、背外侧前额叶皮层中产生的激活较大。这些结果支持这样的观点，即相比神经记忆，情绪记忆与多个脑区中的增强加工相关。

本章小结

- 视觉注意增加在视觉感觉区域中的激活，也与背外侧前额叶皮层和顶叶皮层控制区域中的激活相关。
- 视觉工作记忆和注意与相同的感觉区域和控制区域相关，这可能反映了对工作记忆内容的注意。
- 除了内侧颞叶，视觉长时记忆和视觉注意与相同的区域相关，这说明该认知过程不同于注意。
- 意象和工作记忆共享相同的认知操作，和相同的脑区相关

（即，感觉皮层、背外侧前额叶皮层、顶叶皮层）。这说明它们是相同的认知过程。

- 语义记忆、错误记忆、概念重复启动和在左下背外侧前额叶皮层（即，布罗卡氏区）和左颞上皮层后部（即，韦尼克氏区）中的语言加工区域中的激活相关。
- 研究认为，杏仁核和海马的交互作用可增强情绪信息记忆。

问题回顾

1. 哪些脑区与视觉注意和视觉工作记忆相关？
2. 与视觉注意和视觉长时记忆相关的脑区有何不同？
3. 意象和工作记忆是不同的认知过程吗？
4. 与语言加工相关的两个主要脑区是什么？
5. 在情绪信息记忆中，哪个脑区与海马相互作用？

延伸阅读

Ikkai, A. & Curtis, C. E. (2011). Common neural mechanisms supporting spatial working memory, attention and motor intention. *Neuropsychologia*, 49, 1428 −1434.

This fMRI investigation shows a similar pattern of activity in the dorsolateral prefrontal cortex and the parietal cortex during spatial working memory and spatial attention.

Slotnick, S. D., Thompson, W. L. & Kosslyn, S. M. (2012). Visual memory and visual mental imagery recruit common control and sensory regions of the brain. *Cognitive Neuroscience*, 3, 14 −20.

This fMRI study shows activity in the same regions of the visual sensory cortex, the dorsolateral prefrontal cortex, and the parietal cortex during visual long-term memory and visual imagery.

Friederici, A. D. & Gierhan, S. M. (2013). The language network. *Current Opinion in Neurobiology*, 23, 250 −254.

This review paper highlights the regions of the brain associated with language processing, which include the same regions that have been associated with semantic/conceptual processing in memory studies.

Mickley Steinmetz, K. R. , Schmidt, K. , Zucker, H. R. & Kensinger, E. A. (2012). The effect of emotional arousal and retention delay on subsequent-memory effects. *Cognitive Neuroscience*, 3, 150 −159.

The findings of this fMRI paper support the hypothesis that the amygdala and the hippocampus interact during memory for emotional stimuli.

第9章 外显记忆与疾病

学习目标

- 描述遗忘型轻度认知损害患者大脑结构和 fMRI 激活的变化。
- 识别早期阿尔茨海默氏病患者萎缩的各脑区，了解在这些区域堆积的蛋白质。
- 比较轻度创伤性脑损伤患者和健康对照组受试者在工作记忆任务中的行为表现和 fMRI 激活。
- 理解针对内侧颞叶癫痫患者的手术如何揭示左内侧颞叶和右内侧颞叶与言语长时记忆和视觉长时记忆的关联。
- 指出导致暂时性完全失忆症的海马损伤的定位。

本书之前的章节主要讨论了健康成人记忆的神经机制。本章将探讨五种影响外显记忆相关脑区的神经系统疾病。第 9.1 节讨论**遗忘型轻度认知损害**（amnestic mild cognitive impairment）患者。这些患者因内侧颞叶（包括海马）萎缩而造成长时记忆缺失。在诊断为遗忘型轻度认知损害的几年内，约有一半人被诊断为**阿尔茨海默氏病**（Alzheimer's disease），这是第 9.2 节的主题。早期阿尔茨海默氏病患者的长时记忆损伤严重，内侧颞叶和顶叶萎缩严重，这两个区域与长时记忆相关（见第 3 章）。阿尔茨海默氏病患者还在内侧颞叶和顶叶中存在异常高水平蛋白质，研究认为，这将进一步中断这些区域中的加工。第 9.3 节聚焦于**轻度创伤性脑损伤**（**mild traumatic brain injury**）患者，通常他们在工作记忆任务上表现正常，但是相对于健康的对照组受试者，他们在背外侧前额叶皮层和顶叶皮层中产生 fMRI 激活的增加。一般认为，这种 fMRI 激活的增加反映了代偿（compensation），即补充这些区域以使该任务正常执行。第 9.4 节关注**内侧颞叶癫痫**（**medial temporal lobe epilepsy**）患者。为了试图减少癫痫发作频率，这些患者可选择切除内侧颞叶的一个区域。切除左侧颞叶中的区域会造成言语长时记忆缺失，而切除右侧颞叶中的区域会造成视觉长时记忆的缺失。最后第 9.5 节讨论暂时性完全失忆症（transient global amnesia）患者（这类患者在第 3 章中已简短讨论过）。这些患者突然出现失忆，持续时间少于 24 小时，是由海马特定亚区的小的临时性损伤造成的。虽然暂时性完全失忆症几乎总是由情绪或躯体应激（physical stress）触发，但其基于的机制在过去的半个多世纪里一直是个谜。

9.1　遗忘型轻度认知损害

遗忘型轻度认知损害（aMCI）发生于 60 岁以上的成人中，所占百分比很小但很重要，发病率随年龄的增长而增加，呈函数关系。相比健康同龄对照组受试者，患有 aMCI 的个体在长时记忆中具有选择性损伤，而在其他认知域（cognitive domains）中无损伤，比如注意和语言。虽然经常描述 aMCI 患者在情景记忆中具有选择性损伤，但他们也有项目记忆损伤（如，他们可能会忘记最近的预约）。有可信证据表明，aMCI 患者的长时记忆损伤是因为内侧颞叶亚区的萎缩，与之相伴的是，在长时记忆中，内侧颞叶中出现 fMRI 激活的反常增加（Dickerson & Sperling，2008；Leal & Yassa，2013）。

在一项研究中，使用结构 MRI 来比较 aMCI 患者和对照受试者的海马和内嗅皮层的大小（Stoub et al. ，2006）。内嗅皮层是内侧颞叶的一个亚区，连接鼻周皮层和海马（见下一段和第 10 章）。值得注意的是，在大多数认知神经科学 fMRI 研究中，内嗅皮层和鼻周皮层均称为鼻周皮层，这是一个与项目记忆/熟悉性相关的区域（见第 3 章和第 10 章）。

图 9.1A 概述一典型受试者左半球中的海马和右半球中的内嗅皮层。图 9.1B 显示，相比同龄对照组受试者，aMCI 患者在两个半球中的海马和内嗅皮层体积较小，说明这些区域存在萎缩。此外，内嗅皮层和海马间的白质通路称为**穿通通路**（**perforant path**），其体积在 aMCI 患者中也比对照组受试者的小，而且这是整个大脑中唯一体积不同的白质区域。这些结果表明，aMCI 患者的长时记忆损伤是由内嗅皮层和海马的孤立性萎缩所致。

可假定，内侧颞叶萎缩会中断该区域中的加工，因此预期会产生 fMRI 激活强度的减小。然而通常显示，aMCI 患者在内侧颞叶中的 fMRI 激活强度却有所增加。一项长时记忆 fMRI 研究评估了 aMCI 患者和对照组受试者中不同内侧颞叶亚区中的激活强度（Yassa et al. ，2010）。图 9.2A 显示刺激范式。每次运行由一系列对象组成，包括新项目（如，顶部面板中的三叶草）、旧项目（如，第五块面板中的鸭子）、或相似项目/诱饵（如，底部面板中的四叶草）。受试者将每个项目归类为"旧""相似"或"新"。有两个关键事件类型，一个是对诱饵的"相似"反应，这反映了**模式分离**（**pattern separation**）的过程（受试者区分/

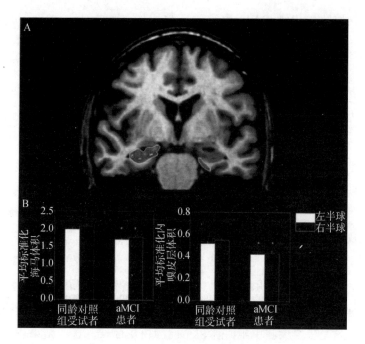

图 9.1　海马和内嗅皮层分割及这些区域在

对照组受试者和遗忘型轻度认知损害（aMCI）患者中的体积
（A）一典型受试者的海马（左半球中）和内嗅皮层（右半球中）的分割（白色轮廓）（冠状试图）。（B）健康同龄对照组受试者和 aMCI 患者左半球（LH）和右半球（RH）中海马和内嗅皮层的平均体积（图例在右上角）。

分离旧项目和诱饵）；另一个是对诱饵的"旧"反应，这反映了**模式完成（pattern completion）**的过程（受试者基于/完成旧项目和诱饵间的共同模式而做出反应）。模式分离反映正确的反应，而模式完成反映错误的反应。模式完成是对新相关项目的错误记忆的另一种方式（见第 5 章）。对于旧项目和新项目，aMCI 患者和对照组受试者的行为表现相似，但对诱饵却有差异。

图 9.2B 显示，相比对照组受试者，aMCI 患者对诱饵的

"旧"反应率较高,对诱饵的"相似"反应率较低(组间对诱饵的"新"反应率没有差异)。这些行为结果表明,aMCI 患者从模式分离转为模式完成。在现实世界中,这可能转化为 aMCI 患者,其对新相关项目存在高错误记忆率(如,认错人,该人和他们实际认识的人长得像)。

图 9.2C 显示对 aMCI 患者和对照组受试者,评估在模式完成和模式分离中的各内侧颞叶亚区。这些区域包括海马亚区 CA1、CA3/齿状回(dentate gyrus)(DG)、下托(subiculum)(SUB),此外还有内嗅皮层(ERC)和鼻周皮层(PRC)。每个内侧颞叶亚区与不同类型的加工相关(见第 10 章)。

如图 9.2D 和 9.2E 所示,相比对照组受试者,aMCI 患者对诱饵的"相似"反应(模式分离)与对诱饵的"旧"反应(模式完成)的对比在左 CA3/DG 亚区中产生的激活强度较高,在左内嗅皮层中产生的激活强度较低。aMCI 患者的内嗅皮层激活的相对减少可归因于该区域的萎缩,如上所述。然而,因为 aMCI 患者也显示出海马的萎缩,CA3/DG 亚区中激活的相对减少为非预期结果。

有两种不同的假说可解释 aMCI 患者在海马 CA3/DG 亚区中 fMRI 激活的增加。第一个假说是,这种激活增加反映了对神经加工中断的代偿(即,过度激活是功能性的,可增强行为表现)。使用上述结果来说明,如果该假说正确,CA3/DG 激活的增加会反映该区域中加工的增加,从而成功完成任务。第二个假说是,这种激活增加反映了正常加工的非代偿中断(即,过度激活是非功能性的,不增强甚至可能破坏行为表现)。如果该假说正确,CA3/DG 激活的增加可能反映中断抑制过程(即,激活增加可能是由于抑制解除,而不是代偿,见 Gallagher & Koh,2011)。

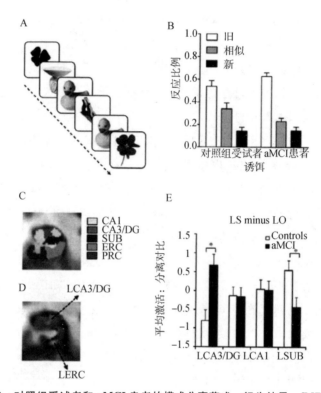

图 9.2 对照组受试者和 aMCI 患者的模式分离范式、行为结果、fMRI 结果
（**A**）刺激范式的说明，包括旧对象、相似对象/诱饵、新对象。（**B**）对照组受试者（对照）和 aMCI 患者对诱饵的"旧""相似""新"反应比例（图例在左上角）。（**C**）感兴趣内侧颞叶区域包括海马亚区 **CA1**、**CA3/齿状回**（**DG**）、下托（**SUB**），此外还有内嗅皮层（**ERC**）和鼻周皮层（**PRC**，左半球局部冠状试图，图例在右边）。（**D**）相比对照组受试者，aMCI 患者模式分离（诱饵—"相似"反应，**LS**）与模式完成（诱饵—"旧"反应，**LO**）的对比在左半球海马 **CA3/DG**（**LCA3/DG**）亚区中产生的激活强度较高，在左半球内嗅皮层中产生的激活强度（**LERC**）较低。（**E**）对照组受试者和 aMCI 患者在不同内侧颞叶区域中，与模式分离和模式完成的对比（**LS 减去 LO**）相关的 fMRI 激活强度（图例在右上角）。

　　为了区分这两种假说，最近一项 fMRI 研究采用了之前研究使用的相似范式，发现使用抗癫痫药物左乙拉西坦（levetirace-tam）的 aMCI 患者的海马 CA3/DG 亚区中产生激活强度的减少（Bakker，Albert，Krauss，Speck & Gallagher，2015）。如果 CA3/DG 亚区中激活的增加反映了补偿，那么激活的减少就应该破坏行为表现，然而，如果激活的增加反映了神经加工的中断，那么激活的减少就可能会增强行为表现。正如之前没有药物治疗的研究，相比对照组受试者，aMCI 患者的行为表现显示了从模式分离到模式完成的转换；相比对照组受试者，aMCI 患者的模式分离在海马 CA3/DG 亚区中产生的激活强度较高。aMCI 患者使用左乙拉西坦治疗后，行为表现得到改善，与对照组受试者相似，海马 CA3/DG 亚区中的激活强度减小，因此与对照组受试者不再有差异。这些发现表明，模式分离中 CA3/DG 亚区内相对较高的 fMRI 激活强度反映了 aMCI 患者与神经中断相关的加工中的非代偿改变。

9.2　阿尔茨海默氏病

　　阿尔茨海默氏病（AD）是老年人认知缺失最常见的原因。早期 AD 患者的第一个认知问题是长时记忆受损。大约一半的 aMCI 患者存在内侧颞叶亚区（包括海马，见第 9.1 节）萎缩现象，几年内被诊断为 AD（Tromp，Dufour，Lithfous，Pebayle & Despres，2015）。随着 AD 病程从早期到晚期阶段的发展，始于内侧颞叶的萎缩扩展到顶叶，最后涉及额叶（Reiman & Jagust，2012；Tromp et al.，2015）。早期 AD 患者的长时记忆受损可归因于海马和顶叶皮层中的中断加工，这两个区域与这种认知过程相关（见第 3 章）。随着疾病的发展，其他认知功能也受到干扰，比如注意和语言，二者均依赖于背外侧前额叶皮层（见第 8 章）。

如第 9.1 节所述，相比对照组受试者，在长时记忆任务中，aMCI 与内侧颞叶亚区中的 fMRI 激活的增加相关。对于 aMCI 向 AD 发展的患者，因为内侧颞叶萎缩的加重，所以在该区域中存在 fMRI 激活的相对减小（Dickerson & Sperling, 2008；Leal& Yassa, 2013）。对于 AD 早期患者，因为顶叶皮层和额叶皮层开始萎缩，所以也有研究报告皮层区域内 fMRI 激活的增加。目前尚不确定这些皮层 fMRI 激活的增加是反映代偿机制（研究人员经常假定就是这种情况），还是反映神经中断导致的非代偿性过度激活。

除了脑萎缩，AD 患者的不同脑区还存在异常高水平蛋白质。在内侧颞叶中，**微管相关蛋白 tau（tau protein）**导致**神经原纤维缠结（neurofibrillary tangles）**。早期 AD 患者的皮层区域中（比如顶叶皮层），**β 淀粉样蛋白**（amyloid-β protein）的堆积导致**淀粉样斑块（amyloid plaques）**。内侧颞叶中的神经原纤维缠结和皮层区域中的淀粉样斑块可假定会中断这些区域中的神经加工。

有一种颇具影响的假说认为，导致淀粉样蛋白堆积（导致萎缩）的默认网络，激活和破坏 AD 患者长时记忆的扰乱代谢激活，这两者之间存在因果关系（Buckner et al., 2005）。正如第 5 章中详述的，受试者未参与任务时，默认网络中激活的区域包括背外侧前额叶皮层、内侧前额叶皮层、下顶叶皮层、内侧顶叶皮层。在 AD 患者中，淀粉样蛋白的堆积发生在相同的区域中，这说明，默认网络激活可能导致淀粉样蛋白堆积。然而，淀粉样蛋白堆积和萎缩的关联很弱，因为 AD 患者最初就存在内侧颞叶和顶叶皮层的萎缩。因此，对于早期 AD 患者，无论在内侧颞叶（淀粉样蛋白堆积程度低，但萎缩显著）还是额叶皮层（淀粉样蛋白堆积程度高，但极少萎缩）中，淀粉样蛋白堆积和萎缩没有关联。这种关联的缺乏质疑了高水平淀粉样蛋白堆积导致 AD 患者脑萎缩的假说。然而，仍然有这样的可能性，高水平的淀粉样蛋白堆积导致敏感脑区的萎缩，比如顶叶皮层。可能发生于晚期 AD 患者的较高水平的淀粉样蛋白堆积是产生额叶皮层萎缩的必要条件。这是未来研究的一个主题。

AD 患者顶叶皮层和额叶皮层中高水平的淀粉样蛋白堆积表明，这种蛋白质的堆积中断这些皮层区域中的神经加工，造成长时记忆的缺失。有趣的是，健康老年人脑中的淀粉样蛋白堆积水平差异相当大。如果高淀粉样蛋白堆积是发展成 AD 的致病因素，那么淀粉样蛋白水平低的老年人发展成这种疾病的风险就应该有所降低。有证据表明，参加认知活动和运动可能降低健康老年人脑中的淀粉样蛋白水平。

在一项研究中，测量老年人的皮层淀粉样蛋白水平，其与认知参与（cognitive engagement）呈函数关系，并将测量结果与 AD 患者和年轻人的皮层淀粉样蛋白水平做比较（Landau et al.，2012）。使用 PET 来测量淀粉样蛋白水平，用到与这种蛋白结合的一种放射性物质，名为**匹兹堡复合物 B**（**Pittsburgh Compound B**）（PiB）。受试者评价他们在五个不同年龄（6、12、18、40、当前年龄）参与各种认知要求任务的频度，比如阅读、写作、去图书馆、玩游戏。按照五个年龄的平均认知活动来衡量，认知参与度较高的健康老年人在默认网络区域中的 PiB 吸收/淀粉样蛋白水平较低。此外，认知参与频度末三分之一的健康老年人的 PiB/淀粉样蛋白水平与 AD 患者的相当；而认知参与频度前三分之一的健康老年人的 PiB/淀粉样蛋白水平与年轻人的相当。

另一项研究测量健康老年人的 AD 生物标志物（AD biomarkers），其与运动呈函数关系（Liang et al.，2010）。用 PET 测量皮层淀粉样蛋白水平，用到 PiB；用脊椎抽液（spinal tap）测量脑脊髓液（cerebrospinal fluid）中的 tau 蛋白。受试者评价过去10 年他们参与散步、慢跑、跑步的频度和持续时间。运动参与度（Exercise engagement）是该期间每周平均代谢当量（metabolic equivalent）小时数。作为参考值，美国心脏协会（American Heart Association）建议老年人每周的运动量为 7.5 代谢当量小时，即每天约 30 分钟中等强度的锻炼，每周 5 天。

图 9.3A 和 9.3B 显示，运动参与水平较高的老年人的 PiB/淀粉样蛋白和 tau 蛋白水平均较低。尤其引人注目的是，每周锻炼量超过推荐的 7.5 代谢当量小时（用水平虚线划分）的老年人中，没有一位的 PiB 或 tau 水平异常（正常水平低于垂直虚线）。之前两项研究结果表明，终身的认知参与和运动参与可降低大脑中淀粉样蛋白和 tau 蛋白的水平。因为这些是 AD 的主要生物标志物，所以心智加工和体育锻炼可能会降低患此疾病的风险。

9.3　轻度创伤性脑损伤

创伤性脑损伤在一般人群中相对常见，其中绝大多数为轻度损伤（McDonald，Saykin & McAllister，2012；Mayer，Bellgowan & Hanlon，2015）。造成轻度创伤性损伤（mTBI）的原因很多，比如机动车辆事故、运动相关损伤、军事战争中的爆炸。使用结构神经影像学方法（structural neuroimaging methods）来测量，比如解剖学 MRI（anatomic MRI），mTBI 患者不存在任何大脑异常。mTBI 的诊断包括意识丧失少于 30 分钟、创伤后失忆小于 24 小时。mTBI 患者可能存在注意和记忆缺失，但这些问题通常在几周内就能解决。近十年来，报告工作记忆任务中 mTBI 患者与对照组受试者脑激活模式差异的 fMRI 研究数量日益增多。正如下面将要讨论的，有很多因素会影响 fMRI 的结果，比如头部损伤的严重程度、头部创伤病史、创伤和测试时间的延迟、症状的持久性（如，头痛、头晕、恶心、失眠）。

工作记忆与背外侧前额叶皮层和顶叶皮层中的激活相关（见第 6 章）。很多研究显示，在工作记忆任务中，相对于对照组受试者，mTBI 患者在这些区域中的 fMRI 激活范围和强度较大。一项 fMRI 研究使用工作记忆任务来探究 mTBI 患者和对照组受试者的脑激活是否存在差异（McAllister et al.，2001）。受伤的原因是车祸、跌倒、运动、休闲。患者在受伤后 1 个月内做测试，若之前存在失去意识的 TBI，则被排除在外。

图 9.4A 图上显示 1–back 工作记忆任务，受试者每 3 秒听到一串辅音，他们对重复字母做出反应。这项任务需要将前 1 个字母保持在工作记忆中，以便与当前字母做比较。图 9.4B 图下显示 2–back 工作记忆任务，受试者再次听到一串辅音，但在这个任务中，当前字母与之前第 2 个字母匹配时才做出反应。2–back 任务需要将前 2 个字母保持在工作记忆中，因此可假定，相比 1–back 情况，2–back 情况下工作记忆的内容较大。更一般地说，工作记忆任务称为 **n–back 任务**（**n–backtask**），因为保持在工作记忆中的项目数量可变。图 9.4B 显示 mTBI 患者和对照组受试者在 1–back 任务或 2–back 任务上的表现没有差异。为了研究与工作记忆相关的各脑区，将 2–back 组块与 1–back 组块做对比。如图 9.4C 所示，相比对照组受试者，mTBI 患者在背外侧前额叶皮层和顶叶

皮层中的 fMRI 激活范围和强度较大。

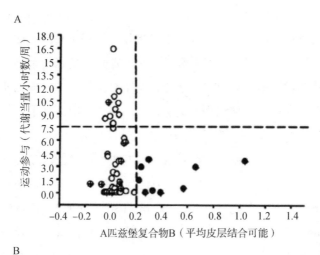

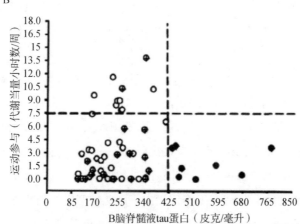

图 9.3 老年人运动参与和阿尔茨海默氏病生物标志物之间的关联

（A）运动参与以每周代谢当量小时数 （MET-hours/week） 来衡量，其和匹兹堡复合物 B （PiB） 的函数。水平虚线显示美国心脏协会推荐的运动量，垂直虚线显示正常范围的上界。（B）运动参与和脑脊髓液 tau 蛋白的函数 （CSF Tau，皮克/毫升）。

最近的一项 fMRI 研究也采用 n － back 工作记忆任务来探究 mTBI 患者和对照组受试者的脑激活差异（Dettwiler et al.，2014）。所有受试者都因运动损伤而引发脑震荡，受伤后 2 天、2 周、2 个月分别做测试。15 位患者中只有 1 位受伤后症状持续 2 个月。与之前的研究一致，mTBI 患者和对照组受试者的行为表现没有差异，相比对照组受试者，在所有 3 次测试中，相比 1 － back 任务，mTBI 患者在 2 － back 任务下在背外侧前额叶皮层中产生的激活较大；而在前 2 次测试中，相比 1 － back 任务，mTBI 患者在 2 － back 任务下在顶叶皮层中产生的激活较大。mTBI 患者受伤 2 个月后在背外侧前额叶皮层中的较大激活尤其令人担忧，因为这表明，行为症状得到解决后仍然存在脑加工差异。这说明，正如 fMRI 所指出的，即使没有行为症状或用结构神经影像学方法观察到的大脑异常，这些个体也可能存在持续的脑损伤。因为 mTBI 患者可能对反复的头部创伤较敏感，所以有人认为，在 fMRI 激活恢复正常之前，不该让他们继续参加有强度的运动。未来的研究应评估后期的时间点，比如脑受损后 6 个月和 1 年，以判定 mTBI 何时不再有异常 fMRI 激活。

另一项 fMRI 研究采用了虚拟现实空间导航任务，并在 mTBI 患者头部受伤后 30 天内做出评估，以努力探究与空间长时记忆相关的激活（Slobounov et al.，2010）。所有受试者均为运动相关损伤且程度相对较轻：无意识丧失、创伤后失忆持续少于 30 分钟、受伤 10 天后无临床症状、无 mTBI 病史。正如之前的研究，mTBI 患者和健康对照组受试者的行为表现没有差异，且 mTBI 患者在背外侧前额叶皮层和顶叶皮层中的 fMRI 激活较大。用于识别这种激活的对比未能将空间长时记忆提取从与空间导航相关的其他认知过程中分离出来（如，感知加工中的差异）。尽管如此，这些发现还是提供了认知证据，证明即使头部损伤程度较轻，其后 mTBI 患者也会在背外侧前额叶皮层和顶叶皮层中产生 fMRI 激活的增加。

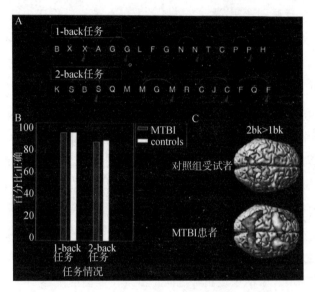

图 9.4　N-back 范式，轻度创伤性脑损伤（mTBI）
患者和对照组受试者的行为结果和 fMRI 结果

（A）1 - back 任务（图上）和 2 - back 任务（图下）的说明。箭头指示正确反应。（B）mTBI 患者和对照组受试者在 1 - back 和 2 - back 任务中的准确性（百分比正确）（图例在右上角）。（C）对照组受试者（上）和 mTBI 患者（下，上视图，枕极向左）在 2 - back 和1 - back 组块间的对比产生的 fMRI 激活（灰/白）。

之前的研究结果表明，在工作记忆中，相比对照组受试者，mTBI 患者在背外侧前额叶皮层和顶叶皮层中的 fMRI 激活强度增加。然而，也有证据表明，受伤更严重或头部反复受伤的 mTBI患者的 fMRI 激活强度"减小"。

　　一项工作记忆 fMRI 研究涉及运动相关头部受伤更严重的 mTBI 患者（Chen et al.，2004）。不太轻微（not-so-mild）的 mTBI 患者在最近一次头部损伤后 1 到 14 个月内做测试，绝大多数受试者之前有多次脑震荡，16 位受试者中的 15 为存在持续症状。每个工作记忆试验包括 4 个依次呈现的将要记住的项目、1 秒的延迟期、之前呈现的一个旧项目或一个新项目，受试者将此项目归类为"旧"或"新"（见第 6 章）。基线任务使用相同的范式，最初 4 个项目相同，但最后一个项目指示按哪个按钮（这样该任务就不需要工作记忆）。每次试验使用的项目为抽象画或抽象单词，同一类型的多个试验组块化于 1 分钟内。mTBI 患者和对照组受试者在视觉工作记忆任务和言语工作记忆任务上的行为表现没有差异。对于这两种任务，相比 mTBI 患者，对照组受试者工作记忆组块和控制组块的对比在背外侧前额叶皮层中产生的激活较大，这与之前对受伤不严重 mTBI 患者的研究结果完全相反。此外，脑震荡后综合征（post-concussive symptoms）较严重的受试者在视觉工作记忆组块中，背外侧前额叶皮层中的 fMRI激活强度和范围较小。

　　后来的一项研究得到了相同的 fMRI 结果模式，其采用相同的视觉工作记忆任务和一组类似的不太轻微的 mTBI 受试者（Gosselin et al.，2011）。另外相关的是，重复 mTBI 和亚脑震荡（sub-concussive）性头部损伤（如，因拳击或职业足球）可导致**慢性创伤性脑病**（**chronic traumatic encephalopathy**）（CTE）（Mez，Stern & McKee，2013）。CTE 患者存在脑萎缩，包括额叶和内侧颞叶，以及其他区域，这可导致行为（如，侵害）、情绪（如，抑郁）、认知功能（如，注意和记忆）的缺失。

　　考虑所有的 mTBI 研究结果，相比对照组受试者，似乎不太

严重的头部损伤患者在背外侧前额叶皮层和顶叶皮层中存在
fMRI激活的增加，至少受伤后 1 到 2 个月内情况如此；而头部
损伤比较严重的患者在背外侧前额叶皮层和顶叶皮层中存在 fM-
RI 激活的减少。这种头部损伤不太严重和比较严重的 mTBI 患
者分别在背外侧前额叶皮层中存在 fMRI 激活的增加和减少的情
况让人联想到，aMCI 和 AD 患者分别在海马中存在 fMRI 激活
的增加和减少。正如专栏 9.1 中所讨论的，需要进一步的研究来
判定 mTBI 患者 fMRI 激活的增加是反映了代偿机制还是非代偿
性过度激活。

专栏 9.1：mTBI 后 fMRI 激活增加的性质

mTBI 患者和对照组受试者在工作记忆任务上的行
为表现通常是相似的，但 mTBI 患者在背外侧前额叶皮
层和顶叶皮层中的 fMRI 激活可较大。通常认为，这种
fMRI 激活的增加反映了代偿机制，因为这些区域已知
与工作记忆相关，所以为了成功完成任务，可能会更大
程度地补充进来。

另一种假说是，fMRI 激活的增加反映了非代偿性
过度激活，这反映了神经加工的中断，类似于 aMCI 患
者似乎发生于海马 CA3/DG 亚区中的情况（见本章第
9.1 节）。这些组间的一个主要区别是，mTBI 患者的行
为表现正常，而 aMCI 患者的行为表现受损。mTBI 患
者的正常行为表现似乎有利于背外侧前额叶皮层和顶叶
皮层中 fMRI 激活的增加反映了代偿机制这种假说。

为了区分关于 mTBI 患者的代偿假说和非代偿假
说，未来的研究可通过实验减少皮层区域中的激活，并

判定这对行为表现的影响。例如，跟随巴克尔（Bak-ker）等人（2015）的研究，可给 mTBI 患者服用左乙拉西坦，以减少皮层激活的强度；或可使用 1 赫兹 TMS 来减少皮层激活（见第 2 章）。对于 mTBI 患者，若减少皮层激活会破坏行为表现，则有利于代偿假设；若不破坏行为表现，则有利于非代偿假设。

mTBI 研究有两个主要局限性需要提及。第一个是，很多 fMRI 研究使用了很多方面非一致（non-uniform）的 mTBI 患者组，包括头部损伤类型、头部损伤严重程度、影响区域、脑震荡和测试间的时间段、脑震荡后综合症程度、之前脑震荡的次数和严重程度。因为 fMRI 分析识别所有受试者一致的激活，而头部损伤程度不同的 mTBI 患者具有不同的激活模式，所以对非一致 mTBI 患者组的 fMRI 分析通常会产生零发现。因此，一些 mTBI 研究中低强度的 fMRI 激活可能是受试者头部损伤范围广所致。虽然对那些聚焦于头部损伤不严重且无脑震荡史的 mTBI 患者的研究来说这不是个问题，但将来聚焦于头部损伤较严重患者的 mTBI 研究应该使用较一致的受试者组。正如专栏 9.2 中所讨论的，mTBI 研究的第二个局限性是，他们还没有应用分离工作记忆或长时记忆的认知过程的任务和分析方法。未来研究应使用最新的认知神经科学任务和技术来探究 mTBI 患者和对照组受试者的脑激活差异。

专栏 9.2：选择常用任务还是最佳任务

很多针对 mTBI 的 fMRI 研究采用 n-back 任务来探究与工作记忆相关的各脑区。n-back 任务确实涉及信息在工作记忆中的保持，而且还涉及从保持的先前项目到需要保持的下一项目的注意转移。因此，n－back任务会混淆工作记忆和注意转移（见第 8 章），这也是该任务当前很少使用于认知神经科学领域以研究工作记忆的原因之一。在其他一些 mTBI 工作记忆 fMRI 研究中，各试验组块化，则工作记忆延迟期不独立于编码周期和提取周期，而且组块化设计也引入了困难混淆（difficulty confound）（见第 2 章）。

一项研究采用了空间长时记忆任务，但所使用的对比没有分离出这一过程。就这一点而论，没有一项探究 mTBI 之后 fMRI 激活变化的工作记忆或长时记忆研究分离出了感兴趣认知过程。在临床上，为了与之前的工作保持一致，经常在研究中重复使用相同的任务。不过，只有所应用的任务和分析方法能分离出感兴趣认知过程时才应该这样做。

未来 mTBI 研究应使用最新的认知神经科学任务，比如事件相关工作记忆范式和事件相关长时记忆范式，前者可分离与延迟期相关的激活（见第 6 章），后者可分离与提取相关的激活（见第 3 章）。通过这种方式，mTBI 研究将可与认知神经科学领域中的 fMRI 文献相关联，这些文献提供了丰富的研究成果，可作为比较的基础。

9.4　内侧颞叶癫痫

癫痫患者会反复发作，其原因常为内侧颞叶中的异常激活，包括海马和周围皮层区域（Willment & Golby，2013）。内侧颞叶癫痫（mTLE）也称为**前颞叶癫痫**（**anterior temporal lobe epilepsy**），尽管服用抗癫痫药物，mTLE 患者有时仍会存在让人丧失能力的癫痫发作（disabling seizures）。有些患者选择手术切除**致痫灶**（**seizure focus**），即癫痫的引发脑区，目的是减少发作频率。20 世纪 40 年代到 50 年代之间，很多患顽固性癫痫（medically intractable seizures）的 mTLE 患者就像患者 H. M. 那样（见第 1 章），切除了两个半球中的内侧颞叶［即，**双侧**（**bilateral**）切除］，这导致完全的毁灭性的顺行性失忆症。基于这种灾难性后果，那个年代之后，mTLE 患者手术尝试仅切除一个半球中的特异性致痫灶（即，**单侧**（**unilateral**）切除）。

半个世纪以来，有证据表明，对 mTLE 的单侧颞叶手术可造成材料特异性（material-specific）长时记忆缺失（Milner，1968）。切除左内侧颞叶可损害言语信息的长时记忆，而切除右内侧颞叶可损害视觉信息的长时记忆。

一项研究阐释接受左侧颞叶手术的右利手（right-handed）受试者言语长时记忆遭损害的问题（Blakemore & Falconer，1967）。有 54 位患者切除了左侧颞叶，32 位患者切除了右侧颞叶。手术 1 年后对患者做言语长时记忆任务测试。该任务通过重复和测试来学习 8 对听觉呈现的单词，直到正确记得该列表 3 次。切除左侧颞叶的患者学习单词对列表时出现的错误数是手术前的 3 倍；而切除右侧颞叶的患者手术前后的错误数并无差异。

另一项研究阐释右侧颞叶切除后的视觉长时记忆损伤（Jones-Gotman，1986）。有 33 位患者切除了左侧颞叶，34 位患者切除了右侧颞叶。除了 2 位，其他受试者都是右利手，他们的语言加工对左半球偏侧。根据切除区域将患者分为两组，一组切除海马的较小区域（h）和海马旁回；另一组切除海马的较大区域（H）和海马旁回。该任务通过在一张白纸上复制（它们显示时）来学习 13 个抽象设计，然后基于记忆将它们画在一张白纸上（它们未显示时），直到至少 12 个能成功回忆出 2 次。最多有10 个拷贝—回忆试验。图 9.5A 显示了一组设计。通过在学习阶段后 24 小时判定错误数量来评估对形状的回忆，与最后一次学习试验的错误数相比较。如图 9.5B 所示，相比对照组受试者，切除右侧颞叶（尤其海马损伤较大）的患者的回忆错误数较大；而切除左侧颞叶的患者的回忆错误数与对照组受试者的并无差异。

另一项 mTLE 患者研究使用了和之前研究相似的学习过程，包括单词和设计（Glosser, Deutsch, Cole, Corwin & Saykin,1998）。与前两项研究结果一致的地方是，左侧颞叶切除后，对单词的识别记忆准确性比对设计的低；右侧颞叶切除后，对设计的识别记忆准确性比对单词的低。应该提到的是，左侧颞叶切除后，一直能观察到言语长时记忆的缺失；而右侧颞叶切除后，很少能持续观察到视觉长时记忆的缺失（Willment & Golby,2013）。这可能是应用于某些视觉记忆任务的言语学习策略所致（如，图 9.5A 中右下角的刺激可编码为"风吹向东北"）。若采用言语策略，则视觉信息的长时记忆会反映左内侧颞叶中的激活，而不是右内侧颞叶。这或许可以解释为什么在所有研究中，切除右侧颞叶不会破坏视觉长时记忆表现。重要的是，很多mTLE 患者研究结果显示，左和右内侧颞叶切除后，患者分别出现言语长时记忆和视觉尝试记忆的损伤。这说明，言语长时记忆优先与左内侧颞叶相关，而视觉长时记忆优先与右内侧颞叶相关。

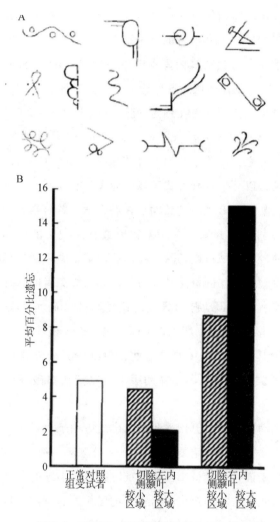

图 9.5 刺激和对照组受试者及左或右内侧颞

叶切除后内侧颞叶癫痫患者的行为结果

（A）一组抽象设计的说明。（B）对照组受试者及从左或右内侧颞叶切除海

马旁回和较小（h）或较大（H）区域的 mTLE 患者的百分比遗忘。

上面描述的左内侧颞叶和右内侧颞叶中的材料特异性加工差异已应用于指导 mTLE 患者的手术计划。数十年来，mTLE 患者常常在手术前参与**颈动脉内异戊巴比妥测试（intracarotid amobarbital test）**，以评估切除致痫灶是否可能破坏长时记忆或语言的理解和产生。该测试需在颈内动脉（internal carotid arteries）中注射镇静剂异戊巴比妥钠（sodium amobarbital），暂时中断对应半球的前三分之二部分中的加工（Glosser et al.，1998）。然后患者接受测试，以评估这种方式破坏行为表现的程度。

例如，某 mTLE 患者的致痫灶在右半球，若右半球颈动脉内异戊巴比妥测试"并未"显示对语言或长时记忆的破坏，那么内侧颞叶的较大区域可以切除，在其后认知缺失风险较低的情况下，以减少癫痫发作的可能性。另一位 mTLE 患者的致痫灶也在右半球，若右半球颈动脉内异戊巴比妥测试"确实"显示对语言或长时记忆的破坏，那么内侧颞叶的较小区域或许可以切除，以减少其后认知破坏的可能性，但减少癫痫发作的可能性会较低（此类患者可能不选择动手术，以把认知破坏的风险降到最低）。

虽然颈动脉内异戊巴比妥测试已广泛应用于对手术计划的提示，但该方法存在两个主要问题。第一，这是一种侵入性做法，因此对患者来说，风险虽小但很严重。第二，半球的大部分区域被麻醉，因此无法精确定位与语言和记忆相关的特定区域。一些科学家已经在研究是否能用 fMRI 代替颈动脉内异戊巴比妥测试，因为该方法较安全，而且有出色的空间分辨率（见第 2 章）。为了评估这种可能性，mTLE 患者接受颈动脉内异戊巴比妥测试，然后在不同的时间，在语言和长时记忆任务中接受 fMRI。对于一个特定的 fMRI 对比，通过比较两个半球中激活体素的数量可测量对某个半球的偏侧化。例如，相比右内侧颞叶，分离言语长时记忆加工的对比在左内侧颞叶中产生的激活体素较多。在一篇评论文章中，使用颈动脉内异戊巴比妥测试的半球偏侧化和使用在语言与言语长时记忆任务中 fMRI 的半球偏侧化一致性为 80%，而同时考虑颈动脉内异戊巴比妥测试结果，使用 fMRI 的半球偏侧化并未改善（Binder，2011）。未来，fMRI 可能会完全替代颈动脉内异戊巴比妥测试结果，以更安全、更准确地指导单侧 mTLE 患者的手术计划。

9.5　暂时性完全失忆症

虽然暂时性完全失忆症（TGA）命名于半个多世纪前，但其病因仍不清楚。以下为 TGA 诊断标准（Diagnostic Criteria）：（1）存在明显顺行性失忆，（2）发作持续必须不超过 24 小时，（3）个体必须不存在意识模糊（clouding of consciousness）（如，嗜睡），他们必须知道他们的个人身份，（4）需有人见证其发作，（5）发作过程中或不再发作后不应有其他神经系统症状（如，言语障碍或部分麻痹），（6）近期不应有头部损伤或癫痫史（Hodges & Warlow，1990；Quinette et al.，2006）。

TGA 患者发作前常常存在数小时的逆行性失忆，及顺行性失忆 1—10 小时。他们通常会重复同样的问题，比如"我在哪里？""为什么我在这里？"因为他们会忘记已经问过的问题和得到的回答。引起发作的最常见事件是情绪压力、体力劳动、接触热水或冷水、或性行为。TGA 患者通常为中年或老年人，伴随症状可包括头痛、恶心、头晕。某人诊断为 TGA 后，治疗过程很简单，就是等待失忆症自行解决。

直到约近十年，神经成像技术（neuroimaging techniques）未发现 TGA 患者脑中有任何异常。最近，越来越多的证据表明，TGA 由海马中 CA1 区损伤所致。一项研究使用了**弥散加权成像**（**diffusion-weighted imaging**）（DWI）技术，这是一种对水扩散（diffusion of water）敏感的 MRI 技术，其追踪白质通路（white matter pathways），以评估 20 名 TGA 患者是否存在任何大脑异常（Yang，Kim & Kim，2008）。DWI 在发作呈现后 5～23 小时内实施。图 9.6 显示 6 名典型 TGA 患者的大脑图像，可见海马中的小损伤（白色箭头所指）。所有 20 名患者都在海马的外侧面存在至少 1～3 毫米的损伤，这对应于 CA1 亚区（见图 9.2C，外侧 CA1 亚区在左侧）。

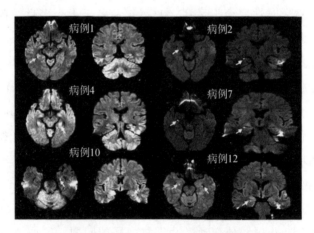

图 9.6 暂时性完全失忆症患者的大脑图像

箭头指示典型患者/病例的侧海马损伤（对于每个病例，左侧为轴向试图，枕极在底部；右侧为冠状试图）。

另一项研究采用标准解剖 MRI，相比在对照组受试者中发现的较小空腔（小于 2 毫米），15 名 TGA 患者中，有 14 名的侧海马（lateral hippocampus）（包括 CA1 亚区）中存在大于 3 毫米的空腔（Nakada，Kwee，Jujii & Knight，2005）。最近的一项研究使用标准解剖 MRI，对 108 名 TGA 患者发作呈现后做 24～72 小时的测试，发现绝大多数患者在海马的 CA1 亚区存在损伤（Dohring，Schmuck & Bartsch，2014）。这些结果提供了令人信服的证据，说明海马中 CA1 亚区的损伤导致 TGA。

　　研究显示，TGA 患者对长时记忆任务的表现也遭破坏。一项研究应用 DWI 来寻找 14 名 TGA 患者发作呈现后 48～72 小时内的大脑异常（Bartsch et al.，2010）。所有患者在侧海马（CA1 亚区中）中均有 1～7 毫米损伤，而海马以外的区域未见损伤。发作呈现后数小时，TGA 患者参加虚拟现实迷宫任务，在学习阶段，他们从不同的起点出发走出了迷宫（即，他们导航到了终点）。然后在测试阶段，他们从不同的起点出发，又三次走出迷宫。在此阶段，TGA 患者在迷宫中的导航极为随机，用时几乎是对照组受试者的 3 倍，这说明他们在这个长时记忆任务上的表现受到损害。同一研究小组的另一项研究显示，16 名海马 CA1 亚区损伤的 TGA 患者存在自传体记忆损伤，这是另一种长时记忆（Bartsch，Dohring，Rohr，Jansen & Deuschl，2011，该研究在第 3 章讨论）。同样值得注意的是，TGA 发作的数天内，海马损伤很明显，但 4～6 个月后将不再可见（Bartsch et al.，2010）。

　　之前的研究结果提供了可信证据表明，TGA 是由海马 CA1 亚区中的暂时性损伤引起的。这与海马在长时记忆中的重要作用相一致（见第 3 章）。有趣的是，TGA 患者海马损伤的机制仍然未知。一种假说是，TGA 患者因血管堵塞而存在血流问题。然而，相比健康对照组受试者，TGA 患者并没有更多的血管危险因素，比如高血压、高胆固醇、或糖尿病（Quinette et al.，

2006）。与 TGA 相关的唯一危险因素是偏头痛史。因为情绪或生理压力几乎总是引起 TGA 发作，而压力会导致血流变化，可能是因为这样，所以有人认为海马 CA1 损伤是压力引起该区血流减少导致的。海马 CA1 亚区可能特别容易受到血流减少的影响，因为为其供血的是一根大动脉，而为其他海马亚区供血的是一根大动脉和很多小动脉（Yang et al.，2008）。虽然 TGA 的机制仍然是个迷，但 TGA 患者海马 CA1 亚区中的暂时性损伤为未来认知神经学家和神经科学家间的合作提供了独特的机会，以研究该区域在长时记忆中的特殊作用。

本章小结

- aMCI 患者存在长时记忆损伤，其原因为内侧颞叶中海马和内嗅皮层的萎缩。

- 相比控制组受试者，在长时记忆中，aMCI 患者在海马中产生 fMRI 激活强度的增加。

- 相比 aMCI 患者，早期 AD 患者长时记忆中损伤较大，内侧颞叶萎缩更严重，顶叶也存在萎缩。

- AD 患者内侧颞叶中存在异常高水平的 tau 蛋白，其产生神经原纤维缠结，及 β 淀粉样蛋白（产生淀粉样斑块）。

- 在工作记忆任务中，mTBI 患者和对照组受试者的行为表现相似，但 mTBI 患者在背外侧前额叶皮层和顶叶皮层中 fMRI 激活的范围和强度较大。

- 对于 mTLE 患者，切除左内侧颞叶会造成言语记忆缺失，切除右内侧颞叶会造成视觉记忆缺失。

- TGA 患者存在少于 24 小时的顺行性失忆，其几乎总是由情绪或生理压力触发。

- TGA 由海马 CA1 亚区中的暂时性损伤所致，但这种损伤的机制尚不清楚。

问题回顾

1. aMCI 患者和对照组受试者的大脑结构和 fMRI 激活有何不同？
2. 早期 AD 患者的哪些脑区存在萎缩？哪种蛋白质在每个区域中堆积？
3. 在工作记忆中，相比对照组受试者，无症状且无脑震荡史的 mTBI 患者的 fMRI 激活范围较大还是较小？
4. 基于 mTLE 手术结果，与言语长时记忆相关的是左内侧颞叶还是右内侧颞叶？
5. TGA 患者的哪个海马亚区存在损伤？

延伸阅读

Yassa, M. A., Stark, S. M., Bakker, A., Albert, M. S., Gallagher, M. & Stark, C. E. (2010). High-resolution structural and functional MRI of hippocampal CA3 and dentate gyrus in patients with amnestic Mild Cognitive Impairment. *NeuroImage*, 51, 1242 – 1252.

This fMRI study shows that aMCI patients, as compared to control participants, have impaired behavioral performance and increased activity within the hippocampal CA3/dentate gyrus subregion during pattern separation, a type of long-term memory.

Buckner, R. L., Snyder, A. Z., Shannon, B. J., LaRossa, G., Sachs, R., Fotenos, A. F., Sheline, Y. I., Klunk, W. E., Mathis, C. A., Morris, J. C. & Mintun, M. A. (2005). Molecular, structural, and functional characterization of Alzheimer's disease: Evidence for a relationship between default activity, amyloid, and memory. *The Journal of Neuroscience*, 25, 7709 −7717.

This highly influential paper hypothesizes that default network activity causes amyloid deposition that leads to cortical atrophy and long-term memory dysfunction in AD patients.

McAllister, T. W. , Sparling, M. B. , Flashman, L. A. , Guerin, S. J. , Mamourian, A. C. & Saykin, A. J. (2001). Differential working memory load effects after mild traumatic brain injury. *NeuroImage*, 14, 1004 −1012.

This working memory fMRI study shows that mTBI patients, as compared to control participants, have similar behavioral performance and increased activity within the dorsolateral prefrontal cortex and the parietal cortex.

Jones-Gotman, M. (1986). Right hippocampal excision impairs learning and recall of a list of abstract designs. Neuropsychologia, 24, 659 −670.

This mTLE patient study shows that long-term memory for visual designs is impaired following removal of right medial temporal lobe regions, particularly if larger hippocampal regions are resected.

Bartsch, T. , Schönfeld, R. , Müller, F. J. , Alfke, K. , Leplow, B. , Aldenhoff, J. , Deuschl, G. & Koch, J. M. (2010). Focal lesions of human hippocampal CA1 neurons in transient global amnesia impair place memory. *Science*, 328, 1412 −1415.

This study shows that TGA patients, as compared to control participants, have a lesion in the CA1 sub-region of the hippocampus and are severely impaired on a virtual reality maze long-term memory task.

第 10 章　动物的长时记忆

学习目标

- 识别大鼠、猫、猴子的与项目记忆、背景记忆、项目信息和背景信息的捆绑相关的内侧颞叶的各区域。
- 理解长时程增强是如何连接皮层区域和海马的。
- 比较与大鼠记忆回放相关的各脑区和与人类情景记忆相关的各脑区。
- 详述用于揭示大鼠和猴子海马中时间细胞的范式。
- 描述一种行为证据和一种大脑证据来表明哺乳动物具有情景记忆。

　　本书关注的是记忆的认知神经科学，那么为什么会有一章涉及动物的记忆呢？原因之一是，与动物记忆相关的脑加工和与人类记忆相关的脑加工常常是相同的。这些可认为是核心脑加工，在不同的物种中都起到调节记忆的作用。第二个原因是，某些技术只能用在动物身上，比如定向单细胞记录（targeted single-cell recording）和脑损伤。这些技术的研究结果可详细展示记忆的脑机制，而在人类身上是做不到的。本章聚焦于动物的长时记忆，这与绝大多数对人类的研究相关。

　　第 10.1 节显示，大鼠、猫、猴子和人类一样存在内侧颞叶组织。鼻周皮层与项目记忆相关，海马旁回皮层与背景记忆相关，海马与项目记忆和背景记忆的捆绑相关。第 10.2 节讨论海马的**长时程增强**（**long-term potentiation**），这是皮层区域与海马相连的机制。第 10.3 节回顾大鼠**记忆回放**（**memory replay**）的证据，这是指之前事件激活的脑区在相同或相反时间序列下重新激活的情况。有研究指出，这种回放激活见于海马、前额叶皮层、顶叶皮层、视觉感觉皮层中，与人类情景记忆相关的各区域相同（见第 3 章）。第 10.4 节讨论大鼠海马中的**时间细胞**（**time cells**）。在一个事件开始后，时间细胞会在某些特定时刻激活。第 10.5 节关注表明动物存在情景记忆的行为证据和大脑证据。这是个有争议的课题，因为动物无法告诉我们他们是否"记得"。然而，大量证据表明，动物具有情景记忆，尤其是哺乳类动物。

10.1　内侧颞叶

评估一个项目是"旧"还是"新"是记忆的一种最基本的形式，称为项目记忆（见第 1 章）。在人类项目记忆范式中，学习阶段呈现项目，测试阶段呈现旧和新项目，受试者做新/旧识别判断。因为人类无法和动物交流，所以我们不能简单地要求他们做出新/旧识别判断。因此，研究人员开发了独特的范式来研究动物的项目记忆。

研究人员近来开发出**自发性对象识别任务**（**spontaneous object recognition task**），用于探究动物的项目记忆（Winters, Saksida & Bussey, 2008）。如图 10.1 所示，在样本/学习阶段，一只大鼠在有限时间内探索两个相同的对象（如，足球）。然后在保持延迟期将大鼠和学习对象隔离，这需要持续几分钟，以确保相继表现基于长时记忆，而不是工作记忆。在这个例子中，在保持延迟期前，将大鼠置于房间的左侧部分，放下滑门。两个对象中的一个替换为新对象，然后拉起滑门，容许大鼠探索对象。大鼠喜欢探索新项目（如，倒置的杯子），这表明，它识别出了旧项目（如，足球），且对其不感兴趣。该行为反映了一种项目记忆。只有内侧颞叶中的鼻周皮层受损的脑损伤大鼠，其自发性对象识别任务表现受损；而只有海马受损的脑损伤大鼠则通常不损害该项任务的表现（Winters et al. ，2008；Eichenbaum，Sauvage，Fortin，Komorowski & Lipton，2012）。这表明，鼻周皮层与项目记忆相关。

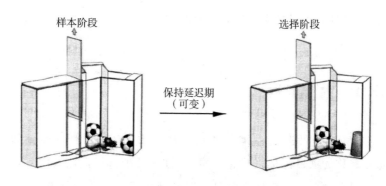

图 10.1　自发性对象识别任务

图左，在样本/学习阶段，大鼠探索两个相同的对象。图中，在保持延迟期，用滑门将大鼠和学习对象隔离（即，大鼠移到房间左边，滑门放下）。图右，在选择/测试阶段，滑门拉起，容许大鼠探索对象。

　　延迟非匹配样本任务（delayed nonmatching-to-sample task）与自发性对象识别任务类似，但更复杂，也用于测试动物的项目记忆。样本/学习阶段呈现一个项目（如，上面有加号的卡片），其后是持续几分钟的延迟期。测试阶段呈现旧项目和一个新项目（如，上面有正方形的卡片），每个项目都放在一个碗的上面。只有一个碗里有奖励食物（food reward）。任务是选择非匹配/新项目（即，这个例子中的方块卡片），卡片总是盖着食物，如果动物选择正确，则能吃到食物。在这些试验中，动物处于饥饿状态，因此有动力去选择新项目，这取决于对旧项目的识别。该任务需要选择非匹配/新项目，而不是匹配/旧项目，因为旧项目将与重复启动相关联，这是一种内隐记忆（见第 1 章和第 7 章），而任务目的是要求动物基于长时记忆做出反应。请注意，在行为神经科学领域（见第 1 章）中，外显记忆（包括长时记忆）和内隐记忆分别称为**陈述性记忆（declarative memory）和非陈述性记忆（nondeclarative memory）**。

　　延迟非匹配样本任务的一个缺点是，动物需经大量训练来完成任务，因而遭受批评，即该任务的表现只基于长时记忆。人们关心的是，在训练期间，任务练习了几百或几千次，这将反映技能表现，其很大程度上属于无意识过程（nonconscious process）（见第 7 章）。先将这种潜在的担心放置一边，对于只有鼻周皮层受损的脑损伤大鼠和猴子，其延迟非匹配样本任务表现受损；而只有海马或海马旁回皮层受损的脑损伤大鼠则不损伤该任务的表现（Eichenbaum, Yonelinas & Ranganath, 2007; Winters et al., 2008; Eichenbaum et al., 2012）。这与自发性对象识别任务中观察到的结果模式相同，并且提供了类似的证据，证明鼻周皮层与项目记忆相关。

　　上述脑损伤证据将动物的鼻周皮层和项目记忆相关联，这与人类的一些 fMRI 结果相一致，包括鼻周皮层与项目记忆相关，海马旁回皮层与背景记忆相关，海马与项目信息和背景信息的捆绑相关（见第 3 章）。对大鼠、猫、猴子的内侧颞叶的解剖研究表明，这种内侧颞叶组织在其他哺乳动物身上也有保留（Manns & Eichenbaum，2006）。

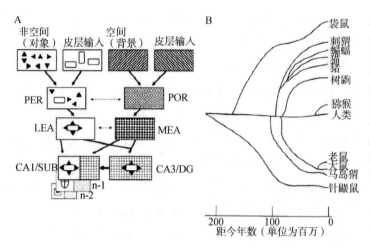

图 10.2　内侧颞叶组织结构和哺乳动物的系统进化树

（**A**）基于对大鼠、猫、猴子的研究结果的内侧颞叶概要图解。图左，非空间/对象通路，从皮层输入到鼻周皮层（**PER**）到外侧内嗅区域/皮层（**LEA**）到海马的 CA1 和下托（**SUB**）亚区。图右，空间/背景通路，从皮层输入到嗅后/海马旁回皮层（**POR**）到内侧内嗅区域/皮层（**MEA**）到海马的 CA3 和齿状回（**DG**）亚区。箭头指示区域之间的连接和信息流的方向。（**B**）选定哺乳动物的系统/进化树。

　　图 10.2A 显示大鼠、猫、猴子的内侧颞叶的组织结构。与非空间/对象加工相关的皮层区域输入到鼻周皮层（PER）、外侧内嗅区域/皮层（LEA）、海马的 CA1 和下托（SUB）亚区。与空间/背景加工相关的皮层区域输入到嗅后/海马旁回皮层（POR）、内侧内嗅区域/皮层（MEA）、海马的 CA3 和齿状回（DG）亚区。这些单独的内侧颞叶通路分别是内容通路和空间

通路的延伸（见第 1 章），它们汇聚到海马上。

图 10.2B 显示选定哺乳动物的系统/进化树。值得注意的是，大约 1 亿年前，大鼠和猫从与人类共同的祖先中分离出来，但在三个物种中，内侧颞叶组织都高度保留下来了。请注意，猴子身上的研究发现（比如狝猴，图中显示在树中人类的近旁）可应用于人类，因为它们是我们的进化近亲，因此所有灵长类动物（包括猴子、猿、人类）的大脑组织非常相似。本节中的研究结果提供了类似的证据，证明在所有哺乳动物中，鼻周皮层与项目记忆相关，海马旁回皮层与背景记忆相关，海马与项目信息和背景信息的捆绑相关。

10.2　长时程增强

如第 10.1 节中所述，海马捆绑项目信息和背景信息。例如，若某人在餐馆和一群朋友一起举行庆祝活动，那么视觉、声音、气味会在多个皮层区域中产生激活，这些激活会通过海马相互关联。如果此人数月后再次来到该餐厅，闻到餐厅的气味可能会在此人的嗅皮层（olfactory cortex）中产生相同模式的激活，并经由之前通过海马建立的关联触发视觉皮层和听觉皮层的重激活，这反映了之前庆祝活动的情景记忆。行为神经科学的研究路线之一聚焦于理解皮层区域和海马关联的机制，这称为长时程增强。

在详述长时程增强的机制之前，先简要回顾一下神经元之间的通信基础。神经元通常由短的**树突**（**dendrites**）组成，它们接收来自其他神经元、细胞体、长的**轴突**（**axon**）的输入，轴突将信息传递给其他神经元。如果一个神经元的输入总和产生足够的正电压，那么轴突就会从细胞体附近开始放电 [即，有一个**动**

作电位（action potential）]，这个动作电位传递到远离细胞体的**轴突终末（axon terminal）**（可用深度电极记录测量神经元放电，见第 2 章）。突触前神经元（pre-synaptic neuron）的轴突终末和突触后神经元（post-synaptic neuron）的树突之间有一个**突触间隙（synaptic cleft）**。轴突终末的动作电位引发突触前神经元释放**神经递质（neurotransmitter）**（一种容许神经元间通信的化学物质）。神经递质穿过突触间隙，在突触后神经元的树突上与特定的**受体（receptors）**结合，这些受体是嵌入细胞壁中的蛋白质，作为正或负离子的通道。这改变了受体的结构，使正或负离子流入突触后神经元的树突，从而增加或减少突触后神经元的电压/电位振幅。**谷氨酸（Glutamate）**是主要的神经递质，其使正离子流入突触后神经元的树突，从而产生**兴奋性突触后电位（excitatory post-synaptic potential）**（即，电压升高），如果所有输入的总和产生足够的正电压，那么可导致突触后神经元的轴突放电。如下所述，长时程增强会导致神经元放电的振幅和频率的增加。

40 多年前，在兔子的海马中使用深度电极，刺激和记录发现了长时程增强（Bliss & Lomo，1973）。图 10.3A 展示了实验装置，其由放置于穿通通路（PP）中的一个刺激电极［该电极连接内嗅皮层和海马（见第 9 章）］和放置于海马的齿状回（DG）亚区中的一个记录电极组成。在一项实验中，在 3 个小时的周期内，每 30 分钟到 1 小时，对穿通通路电极加载 10~15 赫兹的刺激 10 秒（即，100~150 个脉冲）（一共 4 串刺激）。也对齿状回中神经反应以常规间隔做测试，该测试通过刺激穿通通路电极和测量记录电极的动作电位进行。如图 10.3B 所示，最后一串条件刺激后约 3 小时，相比条件刺激之前（虚线），齿状回动作电位的振幅更高、反应速度更快（实线）。这种条件刺激后振幅和反应速度的增加反映了海马中的长时程增强。

在同一研究的另一项实验中，由一串 100 赫兹持续 3～4 秒的刺激产生长时程增强，这说明，较短时间内较高频率的刺激会诱发长时程增强。另一项研究刺激大鼠海马切片并做记录，以评估刺激串间的时间长短是否会影响长时程增强（Larson，Wong & Lynch，1986）。每个刺激串由 4 个 100 赫兹的脉冲组成，有 5～20 个刺激串，时间间隔为 0.1、0.2、1.0 或 2.0 秒（即，10.0、5.0、1.0、或 0.5 赫兹）。通过比较条件刺激前后神经反应的振幅来测量长时程增强。最重要的是，5.0 赫兹的突发间频率（inter-burst frequency）会产生约 25% 的神经反应振幅的增加，这几乎是其他突发间频率产生振幅增加的两倍。这一发现表明，采用 θ 突发频率（theta frequency bursts）的条件刺激可最大化长时程增强，同时支持这样的证据，其表明，在长时记忆中，该频段的激活反映海马和皮层区域的交互作用（见第 4 章）。在之前的研究中，高频率条件刺激是一个模型，讨论激活皮层区域如何与海马相关联。可假定，出现的长时程增强反映了皮层区域和海马间的关联。

海马中长时程增强的分子机制是神经科学领域中的一个主要研究课题。长时程增强由很多细胞级联（cellular cascades）引起，涉及离子、细胞机制（cellular machinery）、受体间的交互作用。兴奋性突触后电位可导致当前受体的改变、新受体的增多、树突表面积的增加（Bliss & Collingridge，1993；Baudry et al.，2015）。所有这些变化使得突触后神经元对随后神经递质的释放更加敏感。这是另一种描述突触前神经元与突触后神经元间的强关联引起长时程增强的方法。也应提到的是，海马中也存在**长时程抑制**

（**long-term depression**），指的是激活后神经元反应强度的减少（Bear & Abraham，1996；Kemp & Manahan-Vaughan，2007）。因为认知神经科学只能测量神经元放电率（见第 2 章），所以长时程增强和长时程抑制的分子机制超出了本书的范围。

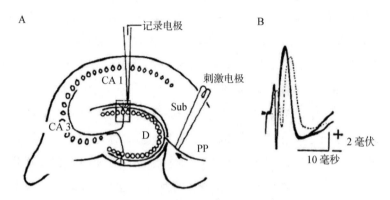

图 10.3　长时程增强实验装置及结果

（**A**）兔子海马中实验装置的描述，包括穿通通路（**PP**）中的刺激电极（**Stim**）和齿状回（**DG**）亚区中的记录电极（**Rec**）。箭头指示信息流的方向，从内嗅皮层（未显示）到海马。显示的其他海马亚区包括 **CA3**、**CA1**、下托（**Sub**）。（**B**）条件刺激后的神经反应（实线），其阐明长时程增强；条件刺激前的神经反应（虚线，单位为毫伏、毫秒，图例在右下角）。

10.3　记忆回放

小于 1 赫兹的 EEG 调制可反映慢波睡眠，其对人类的记忆巩固很重要（见第 3 章）。这种慢波会同步其他脑电波，比如海马尖波涟漪，其以约 200 赫兹的频率振荡。这种尖波涟漪会协调反映记忆回放的海马—皮层交互作用，记忆回放加强这些记忆，导致记忆巩固。

　　对于大鼠，海马尖波涟漪同样可在慢波睡眠中协调巩固，同样显示可在非探索觉醒状态下协调记忆回放，比如吃、喝、梳理或安静的觉醒状态（O Neil，Pleydell-Bouverie，Dupret & Csicsvari，2010；Girardeau & Zugaro，2011）。图 10.4 阐释大鼠的记忆回放。在探索过程中（图 10.4，图左），大鼠从起点（左侧，空圆圈）到终点（右侧，带点圆圈，点代表食物）走过一条路径。在这个探索过程中，海马 θ 激活产生（路径下方），这可能反映了情景记忆编码中海马和皮层区域的交互作用（见第 10.2 节和第 4 章）。当大鼠在路径中处于特定区域时（对应大鼠从起点向终点移动时的位置），海马中的**位置细胞**（**Place cells**）（编号 1～4）放电（以细胞下方的竖条显示）。长久以来，这种大鼠海马中的位置细胞已知会对特定的空间位置编码，且能描绘环境的空间地图（O'Keefe & Dostrovsky，1971）。有研究指出，猴子（Matsumura et al.，1999）和人类（Ekstrom et al.，2003）也存在海马位置细胞。

　　大鼠到达食物处时（图 10.4，图中），海马尖波涟漪（路径下方）协调相同的位置细胞放电。放电模式有两个有趣的方面。第一，细胞以相反的顺序放电（即，顺序为细胞 4、细胞 3、细胞 2、细胞 1）。第二，放电时间被压缩。这种快速反向的记忆回放可能反映大鼠想象从食物处回到起点恰好采取的路径，可能是为了加强对这条路线的记忆，这样大鼠吃完食物后可回到起点。在慢波睡眠中（图 10.4，图右），海马尖波涟漪再次协调相同的位置细胞的快速放电，但这次是前向顺序（forward order）。这种前向回放可能反映了对起点到终点的记忆的加强，这样如果大鼠将来发现自己在起点，那么可以返回到食物处。

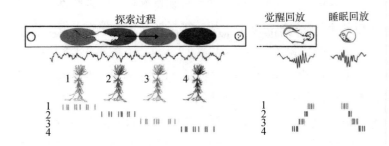

图 10.4　大鼠的记忆回放

图左，在探索过程中，大鼠从起点（左侧圆圈）到终点（右侧带点/食物圆圈）走过一条路径。海马 θ 激活显示于路径下方。当大鼠处于路径中的特定区域时，海马中的位置细胞（编号1～4）放电。图中，大鼠到达食物处时，海马尖波涟漪协调相同的位置细胞以相反顺序快速放电。图右，在慢波睡眠中，海马尖波涟漪协调相同的位置细胞以前向顺序快速放电。

　　大鼠的记忆回放也显示于海马以外的其他皮层区域中。在空间记忆回放中，可见海马与前额叶皮层间的同步激活产生（Preston & Eichenbaum，2013），这表明，在情景记忆巩固中，这些区域存在交互作用。有研究指出，空间探索中产生的激活回放也见于视觉感觉皮层（Ji & Wilson，2007）和顶叶皮层（Qin，McNaughton，Skaggs & Barnes，1997），可假定，其反映了之前发生的细节视觉体验的恢复。这些发现表明，对于人类，空间记忆回放在与情景记忆相关的相同区域中产生激活，这些区域包括海马、前额叶皮层、顶叶皮层、感觉皮层（见第3章）。

　　对于大鼠和人类，海马尖波涟漪似乎对情景记忆的巩固至关重要。其在其他每种测试过的哺乳类动物中也观察到了，包括老鼠、蝙蝠、兔子、猫、猴子（Buzsaki，2015）。相比之下，并没有研究指出鸟类存在海马尖波涟漪和慢波睡眠（Rattenborg，

Martinez-Gonzalez，Roth & Pravosudov，2011）。这些发现表明，海马尖波涟漪协调记忆回放是一种情景记忆巩固的机制，很多物种（毛皮动物）都保留了下来，但并非所有物种（羽毛动物）都保留了。

虽然有证明表明，对于人类，慢波睡眠对情景记忆巩固很重要（见第 3 章），但目前尚无任何证据说明，人类在安静觉醒或慢波睡眠中存在前向记忆回放或后向（back ward）记忆回放。未来可直接源于最近的大鼠研究结果，对人类做相关研究。

10.4　时间细胞

有研究显示，对于啮齿动物和人类，海马受损会选择性地破坏之前呈现刺激的记忆的时间顺序（Eichenbaum，2014）。例如在一项对人类的研究中，如果学习阶段依次呈现 4 个对象（如，鞋、碗、锤子、苹果），新/旧识别记忆会完好无损，但项目顺序记忆（如，鞋在锤子之前出现吗?）会遭破坏。这种结果模式与已知的上面讨论过的内侧颞叶的作用相一致，即项目记忆与鼻周皮层相关，而项目与背景的捆绑与海马相关。这里可认为，项目的时间位置是它的时间背景。

如第 10.3 节中所述，人们对大鼠的海马位置细胞已研究了愈 40 年。最近 10 年对大鼠海马时间细胞有了令人兴奋的发现。类似于在特定位置激活的位置细胞（如，路径中间），时间细胞会在特定时间激活（如，事件开始后第 5 秒）。对时间细胞的近期研究屈指可数，在书写本章时，在 PubMed. gov 网站上查询词条 "海马" 和 "时间细胞"，结果只有 16 篇文章，其中一半是评论，所有文章都发表于 5 年前。相比之下，查询 "海马" 和

"位置细胞"则得到 600 多篇文章。

一项研究探究了大鼠在跑步机上每次奔跑时海马时间细胞的状况（Kraus, Robinson, White, Eichenbaum & Hasselmo, 2013）。图 10.5A 显示了该装置（跑步机在中央，灰色），是一个数字 8 状的迷宫。图 10.5B 显示了设备图解和任务。记录来自海马的 96 个细胞（使用一组单细胞电极，见第 2 章），大鼠进入跑步机，奔跑超过 16 秒，然后在穿过迷宫右臂（深色箭头指示）和穿过迷宫左臂（浅箭头指示）之间交替进行。大鼠渴了会在供水端口处喝水，这促使它们完成任务。图 10.5C 显示某只大鼠在跑步机上 16 秒期间 21 个海马神经元的反应（深色对应更高的放电率）。这些神经元从上到下从最早反应到最迟反应排序。激活模式清楚地显示，神经元激活与大鼠在跑步机上奔跑的时间呈函数关系。对于其他跑步机奔跑周期和其他大鼠，观察到的模式相似。这些发现提供了可信证据，说明海马中存在时间细胞。时间细胞在时间段内的渐进（progressive）放电率和空间细胞在空间中的渐进放电率类似（比较图 10.5C 和图 10.4 图左）。值得注意的是，更晚激活的细胞具有更大的扩散性（即，随着时间的推移，激活会更大程度地扩散到编号更大的细胞中）。这通常能在对海马时间细胞的研究中观察到，可能反映了周期开始后在已过去的一段时间内不确定性的增加。

这些发现的一个潜在问题是，随着时间流逝，大鼠奔跑的距离更远了，因此，这些可能是间距细胞（distance cells），而不是时间细胞。为了解决这一潜在问题，对大鼠在跑步机上的不同期间，研究者改变跑步机的速度。用这种方法，它们可以寻找随时间变化（呈函数关系）而非随距离变化的海马细胞，重要的是观察到这种类型的细胞。

　　之前的一项研究同样测量了海马细胞的激活，大鼠先在轮子上奔跑 10～20 秒，然而在数字 8 状迷宫的左臂和右臂间交替穿过（Pastalkova，Itskov，Amarasingham & Buzsaki，2008）。在那项研究中，大鼠在轮子上时，细胞也放电了，并与时间呈函数关系。这些时间细胞的激活与 θ 激活的阶段相关，就像在位置细胞上观察到的那样。这些研究者还测量了没有随后迷宫奔跑的任务，大鼠为了水或好玩在轮子上奔跑时海马细胞中的激活，结果没有时间细胞激活的证据。此外，根据大鼠是否随后穿过迷宫的左臂或右臂，时间细胞的组态（configuration）也有所不同。这些结果表明，海马细胞不仅能测量时间，还能反映认知过程，比如记忆指导下的未来行动的意象。例如，大鼠在轮子上奔跑时，它可能正在观察去左边的路径，它将需要从这条路径过去获得奖励水。时间细胞激活和相继记忆指导行动间的关系是未来研究的一个有趣课题。

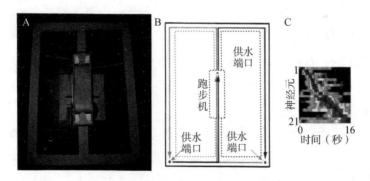

图 10.5　时间细胞行为装置和神经激活

（A）数字 8 状迷宫设备与在中央的跑步机（灰色，上视图）。（B）设备和任务图解。每只大鼠进入跑步机，奔跑超过 16 秒，然后在穿过迷宫右臂（深色箭头）和穿过迷宫左臂（浅箭头，标注供水端口）之间交替进行。（C）某只大鼠在跑步机上 16 秒期间 21 个海马神经元的反应，这些神经元从上到下从最早反应到最迟反应排序（深色指示更高的放电率）。

　　之前的研究为大鼠在原地奔跑时的海马时间细胞提供了证据。虽然从技术角度讲，大鼠在空间的某个位置上，但也混入了运动，比如轨迹和头部动作的变化。另外，可以把跑步机或轮子想象成线性路径，弯曲为圆圈后两端相连。因为已知大鼠沿路径移动时，位置细胞被激活，时间细胞其实可以是位置细胞，在跑步机/轮子的不同位置被激活。

　　一项研究解决这些潜在的问题，在一个将气味作为刺激的**延迟匹配样本任务（delayed matching-to-sample task）**中，让每只大鼠的头保持不动（MacDonald，Carrow，Place & Eichenbaum，2013）。除了在匹配样本的测试中选择气味，该任务类似于延迟非匹配样本对象任务（本章第10.1节中讨论过）。样本气味和测试气味间有 2～5 秒的延迟期。即使头部运动完全受限，延迟期内还是观察到了海马时间细胞，且在 θ 激活的协调下放电。就像上述发现那样，较晚时间点放电的细胞在扩散程度更大的时间段内被激活，且时间细胞的不同组态与每个样本气味相关。这些研究结果表明，在其他研究中观察到的海马时间细胞激活并非由与运动相关的混淆导致。

　　一项研究探究了猴子的海马中是否存在时间细胞（Naya & Suzuki，2011）。学习阶段依次呈现两个对象（如，先向日葵，再蝴蝶结）。在测试阶段，在一个想象三角形的三个角呈现两个旧对象和一个新对象（如，向日葵、南瓜、蝴蝶结），猴子已训练过选择学习阶段的第一个对象（如，向日葵）。然后选择的对象消失，猴子已训练过选择学习阶段的第二个对象（如，蝴蝶结）。时间细胞定义为，该细胞在学习阶段，可区分在第一个对象呈现期间的激活和第二个对象呈现期间的激活（即，细胞在某一个学习期间激活，而不是在两个期间都激活）。相比之下，项目细胞（item cells）定义为，该细胞在学习阶段，可区分不同对象间的激活，而不是时间周期。他们发现，海马细胞主要是时间细胞，而鼻周皮层细胞主要是项目细胞。

本节的发现表明，大鼠和猴子的海马中存在时间细胞。这在动物研究中是一条让人激动的新路线，出现还不到十年。对于动物研究，还需要在这个课题上做更多的工作，比如判定时间细胞的组态为何取决于相继任务。正如专栏 10.1 中所讨论的，动物海马时间细胞的发现为人类记忆研究开辟了一条新的研究路线。

专栏 10.1：动物研究常常指导人类研究

对动物的研究使用了一些不可用于人类的技术，比如定向单细胞记录。对于人类，单细胞研究极为罕见，电极放置仅限于可能对患者有利的位置（如，可能的致痫灶位置，见第 2 章和第 9 章）。此外，植入电极患者的大脑肯定不同于普通人的，否则他们就不会在大脑中植入电极。相比之下，单细胞电极可放置于大脑功能正常的动物的感兴趣特定区域，从而可以对动物脑激活做详细研究，这常常会引出新的发现，比如海马中的时间细胞。如今，科学家已经发现了大鼠的时间细胞，将寻找人类的时间细胞。沿着相同的研究路线，大鼠海马和其他皮层区域中存在记忆回放的证据（第 10.3 节中讨论过）将促使科学家探索人类记忆回放的证据。这些例子说明，对动物的研究常常能指导对人类的研究。正如第 10.5 节中所阐明的，对人类的研究也可以指导对动物的研究。

10.5 情景记忆

情景记忆包括对组成事件的项目、事件发生的地点和时间的提取。这种"何事—何地—何时"细节信息的提取需要在心理上实时回溯到之前体验过的事件上。这种心理时间之旅（mental time travel）是情景记忆的关键成分，且与"记得"而非"知道"的主观经验相关（Tulving，1985，第 1 章）。

人类能够报告他们是否"记得"或"知道"，而且可假定，"记得"反应反映了情景记忆。解释动物心理状态遇到的一个问题是，它们无法告诉我们它们的主观经验（Tulving，2005；Suddendorf & Corballis，2007）。就在十多年前，引入"情景记忆"这个术语并将这种过程与心理时间之旅相关联的恩德尔·托尔文得出结论，那时的证据表明，动物不存在情景记忆（Tulving，2005）。

为了"动物具有情景记忆"这一观点更加令人信服，重温托尔文认为的重要证据类型是有用的。第一，托尔文指出，采用的任务并没有区分项目记忆和背景记忆，尤其重要的是，没有评估对背景/时间记忆的记忆（这在 2005 年通常是正确的）。第二，托尔文声称，没有任何证据表明，内侧颞叶的不同区域与项目记忆和背景记忆相关。当时的主流观点是，长时记忆（包括项目记忆和背景记忆两种）与内侧颞叶作为一个同一的系统相关联（这是现在内侧颞叶功能的另一种模型，见第 3 章）。换言之，托尔文对情景记忆的判断标准包括行为证据（即动物对时间信息存在记忆）和大脑证据（即内侧颞叶的不同区域与背景/时间记忆相关）。

最近十年间，积累的行为证据表明，哺乳动物对时间信息存在记忆（即，托尔文对动物的情景记忆的第一个要求）。在一项研究中，研究者对大鼠做评价，以评估它们是否能记住吃过的食物类型、何地何时吃的（Babb & Crystal，2006）。图 10.6A 展示了某试验的第一阶段，大鼠可以从一个八臂放射状迷宫的四个臂中获取葡萄、树莓、食品口味的食物丸。第一阶段后，1 小时或 6 小时的延迟期。图 10.6B 展示了该试验的第二阶段，其发生于一个短时间或∕1 小时的延迟期后，食品口味的食物丸被放置于第一阶段中不曾出现的位置。图 10.6C 也展示了该试验的第二阶段，其发生于长∕6 小时的延迟期后，食品口味的食物丸被放置于第一阶段中不曾出现的位置，而葡萄、树莓口味的食物丸被放置于第一阶段中相同的位置。图 10.6D 显示，在短延迟期内，大鼠很少造访放有葡萄或树莓口味食物丸的迷宫臂；而在长延迟期内，大鼠频繁造访这些迷宫臂。这说明，大鼠记住了第一阶段与第二阶段间的时间延迟（即，1 小时前或 6 小时前），这影响了它们的行为。

在随后的一项实验中，在延迟期，将非食品口味之一的食物丸与引起味觉厌恶（taste aversion）的物质配对，以使前者贬值。这导致大鼠在第二阶段几乎完全避免造访放射状迷宫的对应臂，但是并没有导致它们减少造访另一种非食品口味食物丸所在臂的次数。这表明，在第一阶段，大鼠记住了放射状迷宫的每个臂中放置的食物丸类型。这些研究结果提供了证据，证明大鼠可记住"何事—何地—何时"信息。

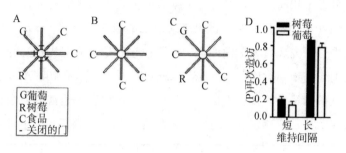

图 10.6　时间延迟记忆任务和行为结果

（A）在某试验的第一阶段中，大鼠可以从一个八臂放射状迷宫的四个臂中获取葡萄、树莓、食品口味的食物丸（图例在底部）。（B）在一个短时间或 1 小时延迟期中，食品口味的食物丸被放置于第一阶段中不曾出现的位置。（C）在一个长时间或 6 小时延迟期中，食品口味的食物丸被放置于第一阶段中不曾出现的位置，而葡萄、树莓口味的食物丸被放置于第一阶段中相同的位置。（D）大鼠造访树莓臂和葡萄臂的可能性与维持间隔的函数（图例在顶部）。

早前的一项研究针对灌丛鸦（scrub jays），测试鸟类的时间记忆（Clayton & Dickinson，1998）。该实验基于这样一个事实，即这些鸟类会存储它们多余的食物，以备将来之用。在第一阶段，它们在特定的区域存储虫子或花生。在第二阶段，120 小时后，它们在不同的区域存储相反类型的食物（如，若它们第一次存了花生，则第二次就存虫子）。在第三阶段，4 小时后，容许它们拿出它们选择的食物。重要的是，鸟类更喜欢吃虫子，但这些虫子经太长时间后会腐烂，所以只能在第二和第三阶段间的 4 小时延迟期后食用（即，如果第二阶段中埋好了虫子）。花生不论何时储存的都能食用。在第二阶段埋好虫子（因此可食用）的试验中，鸟类优先拿出了虫子；但在第一阶段中埋好虫子（因此不可食用）的试验中，鸟类只拿出了花生。这些结果表明，鸟类记住了每种食物类型储存的地点和时间。托尔文（2005）指出，这一灌丛鸦证据可归因于对时间信息的记忆，且似乎反映了情景记忆，但还没有研究提出在其他动物身上的该类证据。

之前的行为结果表明，大鼠和灌丛鸦对时间信息存在记忆，这可反映情景记忆。然而，针对这些发现的一项批评指出，这种行为或许只基于熟悉性，这就是将其称之为"情景样记忆"（episodic-like memory）的原因。也就是说，大鼠可能遵循以下规则：若非食品口味食物臂更熟悉（1 小时延迟），则不去那里寻找食物；但若非食品口味食物臂不熟悉（6 小时延迟），则去那里寻找食物。灌丛鸦可能遵循以下规则：若虫子储藏区域更熟悉（4 小时延迟），则去那里拿出食物；若虫子储藏区域不熟悉（124 小时延迟），则去另一个区域（储存花生）拿出食物。这些规则似乎很复杂，但它们表明有这种可能性，即这种类型的行为证据可能反映熟悉性，而不是情景记忆。

有额外的行为证据表明，动物的时间记忆不能归因于熟悉性。在一项研究中，猪进入绘有蓝条纹或红叶的饲养箱（feeding crates）（Spinka, Duncan & Widowski, 1998）。它们进入箱子吃好后，被关进绘有蓝条的箱子中 30 分钟，或关进绘有红叶的箱子中 240 分钟。在 16 天里，它们每天早上被迫在两种类型的箱子间轮换，而在下午容许选择进入随便哪个箱子。第一天，选择蓝条或红叶箱子的猪各占一半（正如预期的随机选择）。然而在最后一天，大多数（75%）猪选择了蓝条箱子。这些发现表明，猪更喜欢时间短的禁闭；同时也说明，它们将蓝条和红叶箱子分别与较短和较长禁闭时间关联了起来。也就是说，猪似乎已经记住了与每种类型箱子相关联的持续时间，这可假定反映了情景记忆。

海豚令人印象深刻的记忆能力经常在表演中表现出来，比如在海洋世界里的那些演出。在这些节目中，海豚基于人的手势做出一系列复杂的动作。可假定，对这些动作的记忆很大程度是内隐的，因为可认为它们是非常熟练的技能（见第 7 章）。然而，一项聪明的研究显示，宽吻海豚可实时回想起以前的经验（Mercado，Murray，Uyeyama，Pack & Herman，1998）。参加测试的海豚可做 60 多种不同的动作，比如"转圈游，肚皮朝上，挥舞鳍"、"用尾巴掷物体"、或"肚皮朝上跳跃，张嘴，挥舞鳍"。海豚通常根据手势表示的特定指令来表演，这并不奇怪，因为表演能使饥饿的海豚得到奖励鱼。用于训练这些海豚进行表演的命令之一称为"创造性命令"（creative command），特别有趣，因为它指示海豚去完成一个最近从来没做过的动作。对创造性命令的准确表现并不反映熟悉性，因为最近做过的动作更熟悉。重复一种非最近的动作要求海豚实时回想以前它做过的动作，并回忆出某种非最近的动作。此外，回想的过程，而不是识别，可假定反映情景记忆。

前述所有行为结果都使用了可以算是有点复杂的任务。依赖于时间信息记忆的最直接的任务是时间顺序任务（temporal order task）。研究证明，大鼠和猴子能准确报告之前呈现的气味或对象的时间顺序（见本章第 10.4 节）。未来研究其他可能有时间信息记忆能力的动物（比如猪和海豚，还有大象（见下文））时，也应该使用这些相对简单的时间顺序任务来做测试。

最近十年间，研究者积累的更令人信服的大量证据表明，内侧颞叶的一个区域（海马）与哺乳动物的背景/时间记忆相关（即，托尔文对情景记忆的第二个要求）。针对大鼠和猴子的研

究显示，项目记忆与鼻周皮层相关，背景记忆和海马相关（见第
10.1 节和艾肯鲍姆（Eichenbaum）等人，2007）。此外，海马组
织在大鼠、猫、猴子身上都被高度保留了。

如图 10.7A 所示，其他哺乳类动物也有类似的海马组织，包
括齿状回和各 CA 亚区（每种动物的冠状切片中染成深色的部
分）。图 10.7B 显示雄性非洲象大脑的解剖图像，标注了海马。
大象的海马与人类的复杂度相似，比其他动物更复杂，其齿状回
有更多层，神经元间的连接也更多（Patzke et al.，2014）。大象
也已知具有惊人的空间记忆（Hart，Hart & Pinter-Wollman，
2008）。例如，在干旱季节，母象会带领牛群跋涉数百英里前往
水坑。此外，它们对于特定水坑（如，严重干旱季节的潜在水
源）位置的记忆可持续数十年。大象海马与人类海马的相似性再
加上大象非凡的空间记忆，有力地证明了它们具有情景记忆。

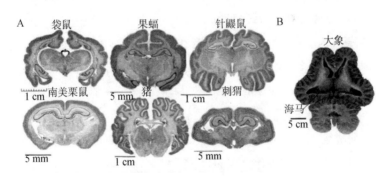

图 10.7　哺乳动物的海马解剖结构
（**A**）哺乳动物的大脑（每种图像在顶部标注），染成深色的海马齿状回和
各 **CA** 亚区（冠状视图，比例尺在左下角）。

海马时间细胞已在大鼠和猴子身上观察到，其会在事件呈现
后的特定时期激活（比如大鼠在跑步机上奔跑），但只有存在相

继将要被记住任务时才会激活（如，若大鼠离开轮子后下一刻如所期望的在迷宫分叉处左转，见本章第 10.4 节）。这种时间细胞激活组态依赖将要被记住任务，这表明，这些细胞与未来行为的意象相关，这需要心理时间之旅，其为情景记忆的关键特征。这种时间细胞提供了一种脑机制，其很可能用于大鼠和其他哺乳动物的情景记忆中。

正如本章第 10.3 节中所讨论的，一些表明动物具有情景记忆的最可信的证据源于对海马中记忆回放的发现。记忆回放是指以正确的时间顺序，与之前经验相关的脑激活的重激活。记忆回放已明显在大鼠身上观察到了，研究已显示，其在慢波睡眠和安静觉醒期间由海马尖波涟漪协调。

一项针对宽吻海豚的研究也显示了其在睡眠或休息期间记忆回放的证据（Kremers, Jaramilo, Boye, Lemasson & Hausberger, 2011）。海豚听到座头鲸声音的录音（一个 14 秒长由 5 个叫声组成的序列，重复 8 次），这些声音在表演开始时播放，每天约 2～3 次，持续很多天。鲸鱼的声音与通常海豚发出的口哨声和突发脉冲声（burst-pulsed vocalizations）非常不同。在随后的白天和夜晚，研究者录下海豚的声音。

研究发现，海豚大多在夜晚发出类似鲸鱼的声音，但在慢速游泳或漂浮下的安静休息期间也会这样。这种声音在海豚听到鲸鱼声音之前从未观察到。此外，这些类似鲸鱼的声音似乎节奏加快了，这让人想起在大鼠身上观察到的大脑记忆回放，其在时间上被压缩了（正如本章第 10.3 节中所讨论的）。

一组人类观察者将真实座头鲸声音、海豚口哨声、以正常速度播放的海豚发出的类似鲸鱼的声音、以半速播放的海豚发出的类似鲸鱼的声音进行分类。正如预期的那样，观察者将海豚口哨声归类为海豚发出的。最重要的是，观察者将以半速播放的海豚发出的类似鲸鱼的声音和座头鲸的声音归类为鲸鱼发出的比例类似。这些发现表明，海豚和大鼠一样，具有记忆回放。

基于大鼠海马中尖波涟漪发生期间的记忆回放这项证据，支持动物"不存在"情景记忆这一观点的人（Suddendorf & Corballis，2007）做出了惊人的立场逆转，其声称，"从进化的角度来看，这种激活似乎很可能与人类心理时间之旅涉及的激活同源"（Corballis，2013，p. 5）。这突显了记忆回放证据的力量，其支持这样的观点，哺乳动物具有心理时间之旅和情景记忆的能力。

所有动物都具有情景记忆吗？因为已在所有测试过的哺乳动物中观察到，海马尖波涟漪协调记忆回放，所以可得出结论，所有哺乳动物都具有情景记忆。相对于哺乳动物，没有证据表明鸟类海马中存在尖波涟漪，可能鸟类使用另一种机制来协调记忆回放，比如不同频率的海马激活，也有可能鸟类没有记忆回放和情景记忆。未来的工作需要评估鸟类是否有记忆回放的证据，是否有其他关于情景记忆的证据。

本章提供了满足托尔文对哺乳动物情景记忆的两个判断标准的行为证据和大脑证据。正如专栏 10.2 中所讨论的，因为情景记忆是认知过程的最高形式之一，所以，哺乳动物具有情景记忆会影响人类对待它们的方式。

专栏 10.2：哺乳动物情景记忆的影响

情景记忆是人类认知过程的最高形式之一，其涉及之前事件的心理时间之旅，并反映该事件的细节意识经验。正如本章所回顾的，越来越多的证据表明，哺乳动物（比如人类）具有情景记忆。这支持很多研究得出的结论，即哺乳动物可能具有很高的智力，并具有很多和人类一样的认知能力（de Waal, 2016）。虽然哺乳动物的侵入性实验为记忆机制提供了新的见解，但研究者必须将它们的高级认知能力和动物研究的潜在益处加以权衡。

本章小结

- 大鼠、猫、猴子具有和人类相同的内侧颞叶组织，其中，鼻周皮层与项目记忆相关，海马旁回皮层与背景记忆相关，海马与项目信息和背景信息的捆绑相关。
- 长时程增强在海马中产生振幅和神经活动率的增加，这反映了该区域和皮层区域间的关联。
- 大鼠的记忆回放与海马、前额叶皮层、顶叶皮层、视觉感觉皮层中的激活相关，这些区域和与人类情景记忆相关的区域相同。
- 研究显示，大鼠的海马时间细胞会在非任务期间激活（比如在轮子上奔跑），且需要存在将要被记住任务；猴子的海马时间细胞会在时间顺序记忆任务中激活。
- 大鼠海马时间细胞放电与 θ 激活呈函数关系。
- 越来越多的行为证据和大脑证据（比如时间顺序任务的表现和大脑中的记忆回放激活）表明，哺乳动物（比如人类）具有情景记忆。

问题回顾

1. 人类和其他哺乳动物保留了内侧颞叶的哪些区域？
2. 长时程增强是如何关联皮层区域和海马的？

3. 哪些脑区与大鼠记忆回放和人类情景记忆相关?

4. θ 激活与海马尖波涟漪如何关联记忆回放?

5. 哪两种范式用于揭示海马中的时间细胞?

6. 当前积累的证据是否表明哺乳动物具有情景记忆?

延伸阅读

Manns, J. R. & Eichenbaum, H. (2006). Evolution of declarative memory. *Hippocampus*, 16, 795 −808.

This paper shows that the organization of the medial temporal lobe in rats, cats, and monkeys is the same as the mediate temporal lobe organization in humans.

Girardeau, G. & Zugaro, M. (2011). Hippocampal ripples and memory consolidation. *Current Opinion in Neurobiology*, 21, 452 −459.

This paper reviews evidence for memory replay in rats, including memory replay coordination by hippocampal sharp-wave ripples and the importance of memory replay for memory consolidation.

Naya, Y. & Suzuki, W. A. (2011). Integrating what and when across the primate medial temporal lobe. *Science*, 333, 773 −776.

This study investigates temporal memory and item memory using single-cell recording in different regions of the monkey medial temporal lobe.

Kremers, D., Jaramillo, M. B., Böye, M., Lemasson, A. & Hausberger, M. (2011). Do dolphins rehearse show-stimuli when at rest? Delayed matching of auditory memory. *Frontiers in Psychology*, 2, 386.

This study shows evidence for speeded memory replay in vocalizations made by dolphins during periods of quiet wakefulness or sleep , which are the same characteristics of memory replay activity that has been observed in the hippocampus of rats.

第11章　记忆研究展望

学习目标

- 理解颅相学和 fMRI 间的相似之处。
- 列示 ERPs 优于 fMRI 的两个特点。
- 描述脑区交互作用研究的实施。
- 描述认知神经科学领域未来变化的特征。
- 说明未来关于大脑中时间加工的研究是否会增加。

　　人类记忆的研究完全依赖于认知神经科学领域所采用的方法，因此未来的记忆研究将紧跟认知神经科学发展的步伐。这最后一章聚焦于过去已使用的和未来将使用的认知神经科学技术。第 11.1 节描述 fMRI 与**颅相学**（**phrenology**）之间的相似之处。fMRI 识别与认知过程相关的各脑区；而颅相学是两个世纪前的伪科学，其认为颅骨的每个突起与特定的行为特征相关。第 11.2 节直接比较 fMRI 和 ERPs。因为 fMRI 的时间分辨率较差，所有只有 ERPs 能够测量脑功能的时间动态。成本效益分析（cost-benefit analysis）有利于 ERPs，政府机构也开始增加使用 ERPs 的研究的研究经费。第 11.3 节讨论探究脑区交互作用的研究，政府也将对其增加资金投入。脑区交互作用研究最近才开始兴起，其涉及脑激活频率分析或调制某脑区并测量另一脑区中的激活变化。第 11.4 节概述认知神经科学领域的未来发展。区分**人脑成像**（**human brain mapping**）和使用 EEG 频率分析和组合技术来探究脑区交互作用的研究之间的差异，人脑成像是指使用 fMRI 来识别与认知过程相关的各脑区。据预测，人脑成像研究将被纳入认知心理学领域，认知神经科学领域将由人类脑区交互作用研究组成，将成为行为神经科学领域中的一部分。最后第 11.5 节重点关注时间维度。迄今为止，相比空间位置，研究者较少关注大脑中的时间加工，然而，时间是记忆的认知神经科学的未来。

11.1　颅相学与 fMRI

本书的一个主要目的是强调那些采用出色时间分辨率技术的研究的发现。尽管如此，绝大多数回顾的研究结果都基于 fMRI，因为这种技术在认知神经科学领域中使用最广泛。fMRI 的一个主要问题是，它几乎不提供关于脑功能时间动态的信息（见第 2 章）。一个相关问题是，很多认知神经学家相信，一个脑区与一个认知过程相关。这种一个脑区与一个过程的映射让人想起那个称为颅相学的伪科学。

约两百年前，弗朗茨·约瑟夫·加尔（Franz Joseph Gall）与其合作者约翰·加斯帕·斯波津姆（Johann Gaspar Spurzheim）一起开创了颅相学系统。基于对数百个人类颅骨的观察，加尔提出，头皮上有 27 个头骨突出，每个突出与特定的行为相关，比如好斗、希望情绪、色彩感。图 11.1A 说明了斯波津姆（1827）的颅相学图，每个数字代表不同的行为特征。颅相学基于以下假说（van Wyhe，2004，16-17）：

1. "习性和倾向（即，能力）是人类和动物与生俱来的特征。"

2. 这些特征"在大脑中有对应的位置、基础。"

3 & 4. "习性和倾向（能力）不仅多样而独立，而且它们在本质上是相互分离的，因此它们一定会在大脑中占有多样而独立的一席之地。"

5. "各个器官的不同分支经多样的发展而形成了大脑的不同形状。"

6. "特定器官的组成和发展形成了大脑中特定部分或相同区域的特定形状。"

7. "从头骨一开始形成，在整个婴儿到老年期间，头骨外表面形状决定于大脑的形状，因此只要颅骨外表面和内部一致（包括一般轮廓），那么就可以确定特定的习性和倾向（能力）。"这是通过用手检查头部形状和轮廓来判定的。

如果将认知过程替换为习性和倾向（能力），fMRI 激活替换为颅骨形状，那么可认为 fMRI 是某种颅相学（Uttal，2003）。颅相学家假定颅骨轮廓和行为特征一一映射，而很多 fMRI 使用者假定脑激活与认知过程一一映射。

人们普遍认为，梭状回面孔区（FFA）是选择性加工面孔的一个脑区（见第 1 章）。FFA 位于大脑腹侧表面的右梭状回中，最早由一项视觉感知 fMRI 研究识别（Kanwisher，McDermott & Chun，1997）。在该研究中，很多不同类型的刺激呈现，包括面孔、对象、手、房子，研究发现，相比非面孔刺激，FFA 对面孔的反应更大。这些发现用于表明，FFA 选择性地加工面孔，甚至有论文标题中称 FFA 为面孔加工"模块"。自那以来，已有数百篇文章发表，都基于 FFA 是面孔加工区域的假说。

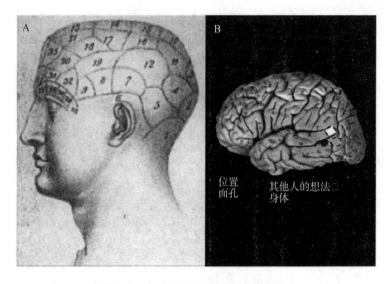

图 11.1　过去的颅相学图和现在的脑图

（A）斯波津姆（1827 年始）的颅相学图（侧视图，枕极向右）。（B）坎维舍（2010 年始）的脑图（侧视图，枕极向右）。

类似于 FFA，人们也识别出了其他脑区，认为它们选择性地加工某种类型的刺激或信息，包括位置（海马旁回位置区，PPA，见第 1 章）、身体（**纹外体区（extrastriate body area）**，EBA）、其他人的想法（**右颞顶叶联合部（right temporal parietal junction）**，rTPJ）。南希·坎维舍（Nancy Kanwisher）（2010）立场鲜明，其声称，这些区域中的每一个都可能"主要（若不独占）加工其首选的刺激类别"（p. 11164））。这一主张表明，这些脑区的运作相互独立，也正是颅相学家所假定的（见前述观点 3&4）。图 11.1B 显示坎维舍（2010 年始）的脑图，其与斯波津姆（1827 年始）的颅相学图相似（比较图 11.1A 和 11.1B）。

有很多研究路线证据显示，作为大脑特定加工主要例子的

FFA，并非专门加工面孔。图 11.1B 显示颞上沟（superior temporal sulcus）中的面孔加工激活，其表明，除了 FFA，其他脑区也参与加工面孔。如图 11.2A 所示，一项 fMRI 研究报告了 11 个不同脑区中面孔和对象加工激活的对比（Slotnick & White，2013）。该研究测试了这一假说，即 FFA 与形状加工相关，而不是面孔加工。如图 11.2B 所示，右半球 FFA（经典面孔加工区域）和左半球 FFA（右半球 FFA 的左半球对应区域）中与面孔感知相关的激活强度，和与对侧视野中位置感知相关的激活强度并无差异（如，左视野中面孔和形状在右 FFA 中产生的激活强度并无差异）。这表明，FFA 其实与加工对侧视野中的形状信息相关，而不是面孔。因为相比对象，面孔通常由更多的内部形状组成（如，眼睛和嘴巴），所以这可能解释了 FFA 似乎是专门加工面孔的原因。

此外，有大量的证据表明，FFA 加工面孔以外的刺激类型。在一项 fMRI 研究中，受试者看到面孔、房子、猫、洗发水瓶子、剪刀、鞋子、椅子（Haxby et al.，2001）。每种刺激类型与分布于整个腹侧颞叶皮层（ventral temporal cortex）的独特的激活和非激活模式相关，而不是局限于一个或几个区域。一半试验使用多体素模式分析和模式分类算法来识别受试者在另一半试验中看到的分类（见第 6 章）。换言之，用一半的数据来识别与每种刺激类型相关的激活模式。然后，对另一半数据的每次试验，将与那个项目相关的激活模式与每个之前识别的模式相匹配，最佳匹配对应那个项目的预测分类。即使排除包括 FFA 在内的对面孔的最大反应脑区后，也可在 100% 的试验中识别面孔试验。这表明，面孔加工发生于 FFA 之外的区域。此外，将包括 FFA 在内的对面孔反应最大的区域中的激活模式用于识别所有其他刺激类别，准确率超过了 70%。这表明，在 FFA 中的这种激活反应了所有其他刺激类型的加工。

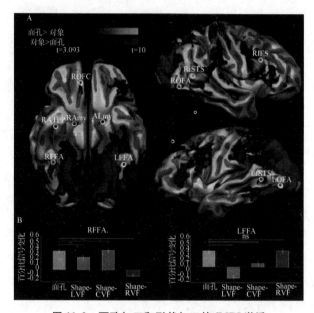

图 11.2　面孔加工和形状加工的 fMRI 激活

（A）面孔和对象的激活对比显示为蓝色，标注了感兴趣区域；对象和面孔的激活对比显示为紫色（图例在左上角。图左，下视图，枕极在底部。图右上，侧视图，枕极向左。图右下，侧视图，枕极向右。L－"左"，R－"右"，FFA－梭状回面孔区，ATFP－前颞区面孔部分（anterior temporal face patch），Amy－杏仁核，OFC－眶额皮层，0FA－枕区面孔区域（occip-ital face area），fSTS－颞上沟中的面孔选择区域（face-selective region），IFS 表示额下沟）。（B）在右 FFA（RFFA）和左 FFA（LFFA）中与各类刺激相关的激活强度（百分比信号变化），包括左视野中的面孔和形状（shape-LVF）、中央视野（central visual field）中的形状（shape-CVF）、右视野中的形状（shape-RVF）。方括号说明面孔和其他事件类型间的统计比较（星号表示有显著差异，ns 表示无显著差异）。

　　为了进一步支持最后一点，一项 fMRI 研究的元分析显示，在 FFA 中面孔感知的平均激活强度为 2.4 百分比信号变化，而 FFA 中非面孔感知（如，对象、汽车、身体）的平均激活强度为 1.0 百分比信号变化（Slotnick，2013a）。FFA 中非面孔激活强度大于零这一事实表明，这一区域与非面孔刺激加工相关。前述研究结果提供了可信证据说明，FFA 并不选择性地加工面孔，面孔加工也不局限于该区域。因此，没有依据将该区域称为梭状回面孔区。

　　之前的例子说明，fMRI 结果可用极其简单的方式来解释。这种简单性是 fMRI 吸引新闻媒体的原因之一（Beck，2010）。fMRI 也由于为基于大脑的行为提供解释而迷人（比如浪漫爱情的脑机制（Bartels & Zeki，2000）），而且也增强了对生物学研究结果的信心。出于同样的原因，很多认知神经学家和认知心理学家对 fMRI 都很感兴趣。

　　本节强调只使用 fMRI 会出现的错误，且假定一个过程与一个或几个脑区相关。正如本书中所回顾的很多科学发现所示，每个认知过程由很多脑区来调节，这些脑区在不同的时间激活并存在交互作用。若认知神经学家想要了解记忆的脑机制，则需要加强对大脑时序的关注，这只能通过使用那些具有出色时间分辨率的方法（比如 ERPs）来实现。

11. 2　fMRI 与 ERPs 的对比

　　图 11.3 显示从 1995 年到 2015 年，发表于《自然神经科学》（*Nature Neuroscience*）、《神经元》（*Neuron*）、《神经科学杂志》（*Journal of Neuroscience*）上的 fMRI 和 ERP 论文的数量，这是三种认知神经科学领域中期刊影响因子最高的杂志。在这些期刊中，fM-

RI 论文的数量始终是 EFP 的十倍以上。这说明 fMRI 是该领域的金标准（gold standard）。虽然 fMRI 具有出色的空间分辨率，但其时间分辨率很差（见第 2 章）。该方法 2 秒内形成所有激活脑区图片。因为脑激活的变化速度为毫秒级，所以 fMRI 大约比其慢 1000 倍，因而无法测量大脑中的时间加工。

只有 ERPs 可追踪脑功能的快速时间动态，但该技术在认知神经科学领域中的应用要少得多。原因之一是，科学家不认为它是金标准，所以很少有人对其感兴趣。一个相关原因是，采用 ERPs 的实验少之又少，这导致能熟练使用该技术的科学家数量较低。最后一个原因是，ERP 数据的获取和分析比较复杂，没有一个大型研究团体来开发了广泛应用的、易使用的分析程序。影响 ERPs 广泛使用的限制因素是目前应用这种技术的实验数量相对较少。

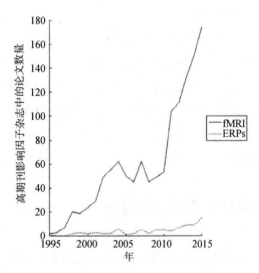

图 11.3　期刊影响因子最高的认知神经科学杂志上发表的 fMRI 和 ERP 论文数量（1995 ~ 2015 年，图例在右边）

　　幸运的是，存在多种因素有望在不久的将来推动 ERPs 的使用。应该会增加 ERPs 使用的第一个因素是，最近政府机构的资助目标转向采用高时间分辨率技术的大脑研究。例如，最近美国国家卫生研究院（National Institutes of Health）的 BRAIN（通过推进创新神经技术开展大脑研究，Brain Research through Advancing Innovative Neurotechnologies）计划声称，"通过加速创新技术的开发和应用，研究人员将能革命性地获得新的大脑动态图片，这将首次展示单个细胞和复杂神经回路在时间和空间二者上的交互作用。"与此同时，美国国家科学基金会（National Science Foundation）在认知神经科学领域提交的资助计划指南指出，"认知神经科学研究的新前沿已经在各种研究中显现，这些研究将各种不同技术下不同空间时间范围内的数据加以整合。"考虑到只有 ERPs 可以实时追踪脑激活，未来会有更多的资金分配给使用该项技术的研究。

　　第二个因素是，ERPs 系统的成本要远远低于 fMRI 系统。一个 128 路 ERP 装置的成本约为 10 万美元，几乎没有维护成本，而一个 3 特斯拉（Tesla）的 fMRI 系统成本约为 600 万美元（包括初始成本和 10 年的维护成本）。通常 ERP 系统可放置在科学家的实验室中，而不是像 fMRI 那样，需要放置在单独的大楼或另一所大学中。

　　第三个因素是，最近十年，使用 EEG 频率分析的研究数量增加了（见第 4 章和第 6 章）。回想一下，EEG 和 ERPs 使用相同的采集方法（见第 2 章）。EEG 频率分析可用于测试两个脑区中的激活是否同相，这说明脑区间的交互作用。未来，脑区交互作用的研究也将获得额外的资助（见上述 BRAIN 计划声明）。正如专栏 11.1 中所讨论的，政府机构会增加对 ERP 研究及 fM-

RI-ERP 结合研究的资助。

> **专栏 11.1：对 ERP 研究的资助将增加**
>
> fMRI 研究极其昂贵，因为 MRI 机器的购买、安装、维护费用都很高，租用 MRI 的费用通常至少为每小时 500 美元。假定每个阶段持续 2 小时，每位受试者支付 100 美元，那么一项 20 位受试者参与的 fMRI 实验将花费 2.2 万美元。相比之下，ERP 实验的唯一成本是支付给受试者的费用，所以相同的实验花费仅为 2000 美元。就每项实验所需的资金而言，fMRI 的成本是 ERPs 的 10 倍以上。换句话说，可支持超过 10 个 ERP 实验的资金只能供一个 fMRI 实验开销。20 年来，政府主要投资于 fMRI 研究，这使得该技术在认知神经科学领域取得了爆炸性的增长。然而，政府机构越来越不愿意资助只采用 fMRI 的实验。ERP 研究需要的资金很少，fMRI-ERP 结合实验与单独的 fMRI 实验的成本几乎相同，因此，未来对 EPR 研究的资助将会增加。

11.3　脑区交互作用

很多脑区在任何给定的认知过程中都会激活。正如本章第 11.1 节中所讨论的，甚至看似简单的面孔感知加工也会在至少 11 个不同的脑区中产生激活。在更广泛的层次上，已知视觉皮层加工系统有 30 多个脑区组成，并且脑区间存在大量连接，所有成对区域的约 40% 直接连接（Felleman & Van Essen，1991）。这表明，即使是视觉感知加工也是由很多脑区来调节的，涉及记忆过程的脑区甚至更多。例如，长时记忆与感觉加工区域中的激活相关，也与背外侧前额叶皮层、顶叶皮层、内侧颞叶中的激活相关（见第 3 章）。

认知神经科学领域的一个未来发展方向将是判定哪些脑区存在交互作用、这些交互作用的性质和时序。正如本书中很多例子所阐释的，评估脑区交互作用的一种方法是实施 EEG 频率分析（见第 4 章和第 6 章）。脑区交互作用也可通过调制某脑区激活并测量另一脑区中的激活变化来评估。通常使用 TMS 来调制某脑区中的激活，然后使用 fMRI 或 ERPs 测量另一脑区中激活的相应变化。这种研究很少实施，因为需要研究者懂得使用多种认知神经科学技术，而且存在结合使用多种技术的技术挑战。例如，除了这种物理局限，即将 TMS 线圈置于已经紧密结合的 MRI 扫描仪腔体中的适当位置（见第 2 章），TMS 线圈还会扭曲 MRI 磁场及结果，除非线圈被磁屏蔽。结合 TMS 和 ERP 也是一项挑战，因为这两个系统都放置在很小的空间里，每个 TMS 脉冲都会在电极中诱发高振幅电流。

一项结合 TMS 和 fMRI 的研究评估右背外侧前额叶皮层和早期视觉区域的交互作用（Ruff et al. , 2006）。图 11. 4A 显示对某受试者的 TMS 刺激的两个目标，包括称为**额叶眼动区**（**frontal eye field**）（FEF）的区域中的后额中回（posterior middle frontal gyrus）和头**顶点**（**vertex**），前者与眼动和空间注意转移相关，后者是 TMS 刺激的常用对照部位。头顶点在头的最高处，在标准电极位置**中央中线 Cz** 上，其定义为两条线的交点，一条连接两耳的**耳前点**（**preauricular point**）［即，外耳耳屏（tragus）正上方小曲线的最前点］，另一条连接**鼻根点**（**nasion**）（即，鼻子顶部的凹陷处）和**枕外隆突**（**inion**）（即，颅骨后部的隆起）。

在fMRI中，5个9赫兹的TMS脉冲施加于一个目标位置，而受试者看到一个复杂的视觉刺激（移动并变换颜色）或空白视野。重要的是，这个TMS序列"激活"了目标皮层区域（相比会抑制目标皮层区域的1赫兹TMS，见第2章）。另外的相关性是，相比**周边视野**（**peripheral visual field**）刺激（某人观看/注视时视野区域周边地带），**中央视野**（**central visual field**）刺激（即，对应某人正在观看/注视的地方）产生的图像更靠大脑后部。如图11.4B所示，相比头顶点的TMS，右FEF的TMS在与周边视野位置相关的早期视觉区域（V1—V4）中产生激活增加；在与中央视野位置相关的早期视觉区域中产生激活减少。不论受试者看的是复杂刺激还是空白视野，观察到的效果都一样，这表明，不论是否有视觉刺激，右FEF和早期视觉区域都存在交互作用。最重要的是，这些结果说明，右FEF能激活与周边视野相关的早期视觉区域，而失活与中央视野相关的早期视觉区域。

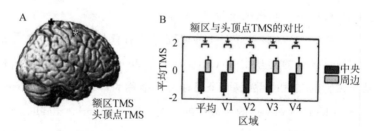

图11.4　**TMS目标位置间的脑区交互作用和感知中的fMRI视觉感觉效应**（**A**）TMS用于激活后额中回（浅灰色星号）或作为对照位置的头顶点（深灰色星号，侧视图，枕极向左，图例在右下角）。（**B**）视觉区域V1、V2、V3、V4中中央视野表征和周边视野表征的fMRI激活变化（平均TMS效应）（图例在右边，星号表示有显著差异）。

另一项研究使用 TMS 和 fMRI 探究工作记忆中背外侧前额叶皮层和视觉感觉区域的交互作用（Feredoes，Heinen，Weiskopf，Ruff & Driver，2011）。每个学习阶段呈现 3 个目标面孔或目标房屋。在延迟阶段，TMS 应用于右背外侧前额叶皮层，如图 11.5A 所示。应用 3 个高强度 TMS 脉冲（这激活该区域）或低强度 TMS 脉冲（这作为刺激的基线水平）。每个测试阶段呈现旧项目或新项目，与学习阶段类别相匹配（如，学习阶段和测试阶段都呈现面孔），受试者做新/旧识别判断。对于一半的试验，延迟期呈现 3 个相反类别的干扰刺激（如，学习和测试阶段呈现面孔，而延迟期呈现房屋）。延迟期测量 FFA 和 PPA 中的 fMRI 激活强度，如图 11.5B 所示。

该研究旨在判定延迟期是否存在背外侧前额叶皮层和视觉感觉区域的交互作用，其利于保持来自学习阶段的目标或抑制干扰项。图 11.5C 显示在延迟期，当面孔作为目标而房屋作为干扰项时，应用于右背外侧前额叶皮层的高强度和低强度 TMS 的对比在 FFA 中产生的激活增加；以及当房屋作为目标而面孔作为干扰项时，在 PPA 中产生的激活减少。这些结果表明，背外侧前额叶皮层会激活视觉感觉区域，这在延迟期保持来自学习阶段的信息，不过只有干扰项呈现时才发生。

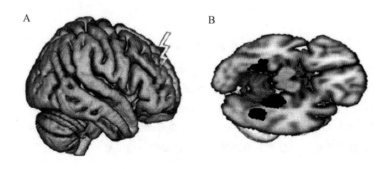

A   B

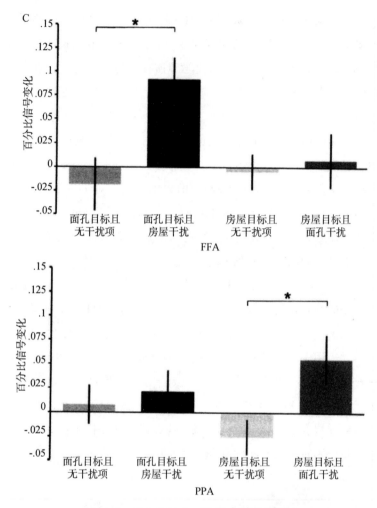

图 11.5　工作记忆中，TMS 目标位置脑区
交互作用、感兴趣视觉感觉区域、fMRI 效应

（A）TMS 用于激活背外侧前额叶皮层中的右额中回（闪电，侧视图，枕极
向左）。（B）FFA（黑色）和 PPA（深灰色，轴向试图，枕极向左）。（C）
延迟期在 FFA（顶部）和 PPA（底部，星号表示显著差异）中的激活（百
分比信号变化）与面孔或房屋目标及干扰条件下的函数。

之前的两项研究不但识别了交互作用的脑区，而且揭示了这些交互作用的性质。这些研究远远不止简单地识别与给定认知过程相关的脑区。因为政府增加了对这类研究的资助，而更多的实验室应用了多种技术，所以这些大脑交互作用研究将变得更加普遍。

应该指出的是，应用 fMRI 的科学家有时会使用一种称为**结构方程建模**（**structural equation modeling**）（SEM）或**动态因果建模**（**dynamic causal modeling**）（DCM）的分析技术，其目的是测量不同脑区间的交互作用。简而言之，这些建模/数学技术比较一些感兴趣脑区中的 fMRI 激活时序。若两个区域中的激活时序有关，则可假定该两区域相互关联。若两个区域中的 fMRI 激活时序存在相移，则可假定，较早发生激活的区域实时调制另一区域中的激活。如果 fMRI 有足够的时间分辨率，则这些假定是合理的，但情况并非如此（见第 2 章）。

SEM 和 DCM 存在很多严重问题，包括：（1）已知对于生理区域，不同区域中的 fMRI 激活时序可以不同，比如前额叶皮层中的反应相对较慢，这会在交互作用的方向上产生错误；（2）若分析涉及额外区域，则模型结果会变化，这意味着结果不稳定，所以不可信；（3）该模型几乎从未与数据充分一致，从统计的角度来看，这是不可接受的。虽然使用 SEM 或 DCM 令人钦佩，因为这表明 fMRI 研究者想要探究脑区交互作用，但上述局限严重到足以让人对研究结果产生怀疑。幸运的是，EEG 频率分析和结合技术可用于脑区交互作用的可靠测量。

11.4 认知神经科学的未来

本书第 1 章将认知神经科学领域描述为认知心理学领域与行为神经科学领域的交集。根据一本出色认知神经科学教科书的内容（Gazzaniga，Ivry & Mangun，2014），20 世纪 70 年代后期，该书第一作者迈克尔·加扎尼加（Michael Gazzaniga）和著名认知心理学家乔治·米勒（George Miller）在一辆纽约出租车的后座上提出了"认知神经科学"这个名称。1994 年，迈克尔·加扎尼加和其他一些世界知名的科学家创立了美国认知神经科学学会（Cognitive Neuroscience Society），因此，该领域的发展至今已有约 20 个年头。

基于它的名字，认知神经科学似乎确实是认知心理学和行为神经科学的交集。然而，正如图 11.6 上图所示，认知神经科学的这一观点已属过去。认知心理学和认知神经科学领域已经发生了变化，并且正在继续改变。研究人类心智加工的认知心理学，历史上只采用了行为测量，比如准确性和反应时间（见第 2 章）。随着认知神经科学的出现，认知心理学家开始越来越多地考虑大脑研究结果。例如，任何认知心理学任务都可在 fMRI 中使用，以识别相关脑区。这是很多认知心理学家和认知神经学家开展实验的一种方式。然而，识别与认知过程（即，人脑成像）相关的脑区的方法无法测量脑区交互作用，并让人联想到颅相学（见本章第 11.1 节）。认知心理学家目前在他们的会议和教科书章节中都涉及聚焦于人脑成像结果的讨论。这说明，认知心理学领域已开始接纳人脑成像研究结果。

认知神经科学领域同样也在发生变化。认知神经学家正越来越多地使用 EEG 频率分析或结合多种技术（比如 TMS 和 fMRI 或 TMS 和 ERPs）来测量脑区交互作用。这些脑区交互作用研究远远超出了简单的人脑成像，其探究认知过程的真实脑机制。这种脑区交互作用的研究完全符合行为神经科学的范畴。具体来说，在行为神经科学的子领域**系统神经科学（systems neuroscience）**中，科学家判定哪些脑区间存在交互作用、何时交互、如何交互（如，评估是否某脑区激活或是另一脑区失活）。脑区交互作用研究可描述为，对人类而非非人类动物实施的系统神经科学研究。

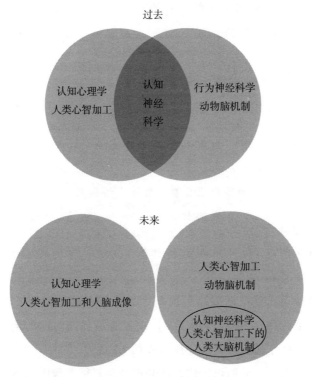

图 11.6　认知心理学、认知神经科学、行为神经科学三个领域在过去（图顶）和未来（图底）的关系

认知神经科学领域正在转变。目前，绝大多数认知神经学家开展人脑成像研究，而越来越多的认知神经学家将进行大脑交互作用的研究。正如图 11.6 下图所示，预计在未来，人脑成像将完全纳入认知心理学（即，认知心理学与人脑成像间将没有意义上的差异），而人类脑区交互作用研究将成为行为神经科学的一个独特的子领域，这将是认知神经科学的新形式。需要强调的是，认知心理学并没有什么问题。最优秀的认知神经学家几乎都已接受过认知心理学的训练，并会继续开展认知心理学研究。关键在于，认知心理学（包括人脑成像）不是神经科学，其无法探究大脑功能的机制。

11.5　聚光于第四维度

任何时候，当某人想起曾经看过、听过、学过的东西时，此过程中他总会涉及……对"之前"的意识，"之前"和"之后"的区别主要在于时间上的区别。

（亚里士多德，公元前 350 年，1941，p.608）

阿尔伯特·爱因斯坦写道："值 x、y、z、t 的系统……完全定义了事件的地点和事件（1905，p.43）。本书已强调时间维度。这应用于脑激活发生的时间和脑激活的频率（即，实时振幅，见第 4 章）。这也应用于对以前发生事件的时间的记忆，比如情景记忆中的心理时间之旅（见第 10 章）。

正如本章前面所讨论的，认知神经学家很大程度上聚焦于识别与给定认知过程相关的脑激活定位。当然，识别参与认知过程的脑区很重要，但识别这些脑区的激活时间和交互作用同样重要。过去和现在对大脑定位的关注很大程度上是由 fMRI 研究的普及来推动的。

普拉特（Platt）在甚关于**强推论（strong inference）**（1964）中强调，为了在任何领域中取得快速的科学进步，必须提出多种假说，并开展重要的实验以排除其中不正确的。"强推论"只是弗兰西斯·培根（Francis Bacon）开发的科学方法的另一个名称。

培根（1620）强调，科学方法依赖于排除假说：

> 只有在用适当的方式进行"拒绝"和"排除"时，才能留下（比方说，留在瓶底）一种肯定、可靠、真实、定义明确的形式（那些易变的观点现在都消失了）（p. 127）。

只有应用科学的方法才能解决记忆的认知神经科学的很多重要问题。例如，已知多个脑区与长时记忆相关，包括背外侧前额叶皮层、顶叶皮层、内侧颞叶、感觉加工区域（见第 1 章和第 3 章）。那么，背外侧前额叶皮层如何及何时调制感觉加工区域呢？顶叶皮层如何及何时调制感觉加工区域呢？背外侧前额叶皮层和顶叶皮层间存在交互作用吗？背外侧前额叶皮层和海马间存在交互作用吗？关于调制，一种假说认为交互作用是正向的（即，产生激活），另一种假说则认为是负向的（即，产生失活）。关于时序，一种假说认为交互作用发生于早期，另一种假说则认为发生于晚期。使用适当的技术开展重要实验可排除特定的假说。

如果我们想要了解人类大脑功能的机制，认知神经学家必须转向更复杂的方法，比如 EEG 频率分析和结合技术。尽管这可能让人望而生畏，但真正的进展需要研究者学习合适的方法来回答重要的问题，而不是用他们知道的方法来决定他们能回答的问题。

以下是普拉特富有说服力的陈述（1964，p. 351）：

> 要谨慎对待这样的人，无论是实验还是理论，他只使用一种方法或一种设备，容易变成方法导向型，而不是问题导向型。方法导向型的人遭束缚，而问题导向型的人至少可以自由地接近最重要的东西。强推理使人重定向为问题导向型，但这要求他愿意反复抛弃自己最后的方法并自学新的方法。

正如专栏 11.2 中所讨论的，未来认知神经学家应学习能测量激活脑区时间的技术。大脑中的时间维度是记忆的认知神经科学未来的发展方向。

专栏 11.2：未来认知神经学家应学习测量大脑时序的技术

fMRI 的主要优点是它出色的空间分辨率，但这种方法的时间分辨率较差。正如本章所讨论的，尽管 ERPs 具有出色的时间分辨率，但该方法目前在认知神经科学领域未能得到充分利用。此外，EEG 频率分析可用于探究脑区交互作用。如果我们想要了解人类记忆的脑机制，下一代认知神经学家应加强能追踪脑激活时间动态的技术的应用。

本章小结

- 颅相学与 fMRI 的相似之处在于，前者假定头骨突出与行为特征相关，后者假定脑激活与认知过程相关。

- ERPs 的时间分辨率比 fMRI 好得多，ERP 的研究成本却比 fMRI 小得多。
- 政府机构将增加对这些研究的资助：应用具有高时间分辨率技术的研究、探究脑区交互作用的研究。
- 脑区交互作用研究方法既可测量不同脑区的同步激活，也可调制某脑区中的激活，然后测量另一脑区中激活的结果变化。
- 未来预计，人脑成像研究会纳入认知心理学领域，认知神经科学研究将聚焦于对脑区交互作用的探究，并将成为行为神经科学的一个子领域。
- 未来，针对大脑时间加工的研究将会增加。

问题回顾

1. 颅相学和 fMRI 的相似之处在哪里？
2. 相比 fMRI，ERPs 有哪两个优势？
3. 脑区交互作用研究总是涉及中断某脑区并测量另一脑区中的激活吗？
4. 未来认知神经科学领域会完全纳入认知心理学领域吗？
5. 未来对大脑时间加工的研究会如何发展变化？

延伸阅读

Kanwisher, N. , McDermott, J. & Chun, M. M. (1997). The fusiform face area: A module in human extrastriate cortex specialized for face perception. *The Journal of Neuroscience*, 17, 4302-4311.

This fMRI paper introduced the fusiform face area, a region of the brain that is still widely believed to be specialized for processing faces.

Slotnick, S. D. & White, R. C. (2013). The fusiform face area responds equivalently to faces and abstract shapes in the left and central visual fields. *NeuroImage*, 83, 408 −417.

This fMRI paper shows that face perception produces activity in eleven different brain regions and that the FFA is similarly associated with face processing and shape processing.

Feredoes, E. , Heinen, K. , Weiskopf, N. , Ruff, C. & Driver, J. (2011). Causal evidence for frontal involvement in memory target maintenance by posterior brain areas during distracter interference of visual working memory. *Proceedings of the National Academy of Sciences of the United States of America*, 108, 17510 − 17515.

This TMS-fMRI paper illustrates how multiple techniques can be used to investigate brain region interactions.

Platt, J. R. (1964). Strong inference. *Science*, 146, 347 −353.

This paper stresses the benefits of designing crucial experiments to rule out hypotheses and employing the methods required to rapidly advance scientific progress.

术语表

动作电位 （**action potential**）：沿神经元**轴突**传递的电压瞬时增加。

AD：见**阿尔茨海默氏病**。

情感神经科学 （**affective neuroscience**）：该领域聚焦于与情绪加工相关的各脑区，与**认知神经科学**领域大有不同。

α 频带 （theta frequency band）：脑激活，于 8 ~ 12 赫兹间振荡。

阿尔茨海默氏病 （**Alzheimer's disease**）：一种疾病，早期主要与选择性长时记忆损伤相关，原因为内侧颞叶和顶叶的萎缩和蛋白质堆积。

aMCI：见**遗忘型轻度认知损害**。

失忆症 （**amnesia**）：长时记忆受损。

遗忘型轻度认知损害 （**amnestic mild cognitive impairment**）：一种老年人易患的疾病，常常会发展为阿尔茨海默氏病，与选择性长时记忆损伤相关，原因为海马和内嗅皮层的萎缩。

β 淀粉样蛋白 （amyloid-β protein）：堆积在阿尔茨海默氏病患者皮层区域中的一种蛋白。

淀粉样斑块 （**amyloid plaques**）：β 淀粉样蛋白的堆积。

前颞叶癫痫 （**anterior temporal lobe epilepsy**）：见**内侧颞叶癫痫**。

顺行性失忆症（**anterograde amnesia**）：脑损伤后的长时记忆受损。

联想启动任务（**associative priming task**）：一种记忆范式，学习阶段呈现成对的无关单词，测试阶段向受试者呈现完整的或重新安排的单词对，但第二个单词只显示词干，受试者尽可能快地用想到的第一个单词来补齐词干。

联想记忆（**associative memory**）：对两个项目间关联的记忆。

自传体记忆（**autobiographical memory**）：一种**情景记忆**，记忆个人事件的细节。

轴向视图（**axial view**）：观察与耳朵和鼻子大致平行的大脑薄切片。

轴突（**axon**）：神经元的一个区域，传递信息到另一个神经元。

BA：见**布鲁德曼区**。

基线事件（**baseline event**）：与感兴趣事物的认知过程无关的事件。

行为实验（**behavioral experiments**）：只测量行为的研究，比如准确性和反应时间。

行为神经科学（**behavioral neuroscience**）：研究动物行为背后脑机制的科学。

双侧（**bilateral**）：与两个半球都相关。

组块设计（**blocked design**）：一种实验范式，每个周期时间相对较长，且包括一系列相同的事件。

脑可塑性（**brain plasticity**）：大脑中的变化。

布鲁德曼区（**Brodmann areas**）：1909 年由科比尼安·布鲁德曼编号的各不同脑区。

中央视野（**central visual field**）：你正在观看或注视的视野部分。

组块化（**chunking**）：将多个项目彼此关联，从而编码为单一的项目。

慢性创伤性脑病（**chronic traumatic encephalopathy**）：一种因多次 mTBI 和后继脑震荡损伤引起的疾病，与注意和长时记忆的认知损伤相关，原因是脑萎缩，包括额叶和内侧颞叶。

认知神经科学（**cognitive neuroscience**）：研究人类心理过程背后脑机制的科学。

认知心理学（**cognitive psychology**）：研究人类心理过程的科学。

概念重复启动（**conceptual repetition priming**）：背外侧前额叶前部皮层中激活强度的变化，反映了基于重复项目而引起的意义加工的减少。亦见**重复启动**。

记忆内容（**contents of memory**）：感觉记忆效应。

背景记忆（**context memory**）：对之前呈现项目的背景的记忆。

情景线索任务（**contextual cueing task**）：一种记忆范式，受试者快速探查嵌入多个相似干扰物（即，背景）中的单一目标，一半背景重复，另一半背景换新。

对侧 P1 效应（**contralateral P1 effect**）：ERP 研究中空间注意的一个标记，表现为刺激呈现后，介于 100 到 200 毫秒间发生的对侧枕区/视觉激活强度的增加。

对侧视觉加工（**contralateral visual processing**）：将左视野和右视野分别映射到右侧早期视觉区域和左侧早期视觉区域。

冠状视图（**coronal view**）：与脸部大致平行的大脑薄切片。

正确拒绝（**correct rejections**）：将新项目正确分类为"新"。

交叉节律耦合（**cross-frequency coupling**）：将两个脑区中以不同频率振荡的激活交叉调制成**同相**。

CTE：见**慢性创伤性脑病**。

中央中线（**Cz**）：头皮上的电极位置，定义为两条线的交点，一条连接两耳的**耳前点**，另一条连接**鼻根点**和**枕外隆突**。

陈述性记忆（**declarative memory**）：用于动物的术语，与用于人类的**外显记忆**相当。

默认网络（**default network**）：受试者不参与实验任务时激活的各脑区。

延迟匹配样本任务（**delayed matching-to-sample task**）：用于测试动物新/旧识别记忆的范式，表现基于对旧项目的选择，而不是新项目。

延迟非匹配样本任务（**delayed nonmatching-to-sample task**）：用于测试动物新/旧识别记忆的范式，表现基于对新项目的选择，而不是旧项目。

树突（**dendrites**）：神经元的一个区域，接受另一个神经元传递来的信息。

深度电极记录（**depth electrode recording**）：具有出色空间分辨率和出色事件分辨率的方法，电极测量神经活动。

弥散加权成像（**diffusion-weighted imaging**）：一种对追踪白质通路流动的液体比较敏感的 MRI 技术。

偶极子（**dipoles**）：相邻的正负电荷，皮层激活的一种模式。

直接任务（**direct task**）：一种范式，要求受试者回忆旧项目，做新/旧识别判断，或做一些其他类别的外显记忆判断。

下背外侧前额叶皮层（**dorsolateral prefrontal cortex**）：额叶皮层，由背侧和外侧表面组成，在运动加工区域的前部。

DRM 范式（**DRM paradigm**）：实验协议，学习阶段呈现关联单词列表，测试阶段呈现旧单词、新相关单词、新无关单词，受试者做新/旧识别判断。

DWI：见弥散加权成像。

动态因果建模（**dynamic causal modeling**）：见结构方程建模。

EBA：见纹外体区。

EEG：见脑电图。

脑电图（**electroencephalography**）：一种测量方法，采用和事件相关电位相同的数据采集方法，但测量的是与电场对应的任何脑激活，通常指在特定频率范围内振荡的脑激活。

电生理激活（**electrophysiological activity**）：神经放电产生的电激活，可用事件相关电位测量。

情景记忆（**episodic memory**）：对之前情景的细节提取。

ERFs：见事件相关电场。

ERP 成分（**ERP component**）：事件相关电位激活时序中单一的尖峰或低谷。

ERPs：见事件相关电位

事件相关设计（**event-related design**）：实验协议，不同事件混合在一起。

事件相关电场（**event-related fields**）：具有出色时间分辨率和有限空间分辨率的方法，使用头皮正上方的超导线圈测量磁场，直接反映基础脑激活。

事件相关电位（**event-related potentials**）：具有出色时间分辨率和有限空间分辨率的方法，使用头皮上的电极测量电压，直接反映基础脑激活。

兴奋性突触后电位（**excitatory post-synaptic potential**）：突触后神经元中的电压升高。

外显记忆（**explicit memory**）：有意识的记忆。

外显记忆污染（**explicit memory contamination**）：受试者在假定

只依赖于内隐记忆的间接任务中使用外显记忆。

纹外体区（**extrastriate body area**）：被认为专门加工身体或身体部位的纹外皮层区域。

纹外皮层（**extrastriate cortex**）：早期视觉加工区域，在 V1 的前部。

易化模型（**facilitation model**）：重复启动的神经元模型，对于所有神经元，重复项目与相同的激活强度相关，但激活以更快的速率发生。

错误记忆（**false memory**）：对未发生信息的记忆。

熟悉性（**familiarity**）：所有非细节长时记忆类型。

疲劳模型（**fatigue model**）：重复启动的神经元模型，对于所有神经元，重复项目与激活强度的相似比例的减少相关。

FEF：见额叶眼动区。

FFA：见梭状回面孔区。

闪光灯记忆（**flashbulb memory**）：对非常令人惊奇和重要事件的几乎像照片一样的记忆。

fMRI：见功能性磁共振成像。

FN400：额区 ERP 成分，强度为负值，刺激呈现后约 400 毫秒达到峰值。亦见中线额区新/旧效应。

额叶眼动区（**frontal eye field**）：额叶皮层的区域，位于额上沟和中央前沟的交汇处，与眼动和空间注意转移相关。

功能性磁共振成像（**functional magnetic resonance imaging**）：具有出色空间分辨率和较差时间分辨率的方法，测量发生于激活脑区中的血流增加。

梭状回面孔区（**fusiform face area**）：优先加工面孔的视觉区域。

注意的获得模型（**gain model of attention**）：认为注意会增强感

觉加工区域中的脑激活强度。

γ频带（theta frequency band）：脑激活，以大于 30 赫兹的频率振荡。

要点（**gist**）：对以前事件的总体主题的记忆。

谷氨酸（**glutamate**）：主要的兴奋性神经递质。

超级自传体记忆（**highly superior autobiographical memory**）：个体罕见的记忆能力，给他们任何一个日期，他们都能正确而生动地回忆起每一天的公共事件和个人事件。

海马尖波涟漪（**hippocampal sharp-wave ripples**）：约 200 赫兹频率下的海马皮层激活，反映了长时记忆的回放。

人脑成像（**human brain mapping**）：使用 fMRI 识别与认知过程相关的各脑区。

iEEG：见颅内 EEG。

内隐记忆（**implicit memory**）：无意识的记忆。

同相（**in phase**）：两个脑区中的激活时序非常相似，在相同时间强度增加或减少。

间接任务（**indirect task**）：一种范式，询问受试者对项目的感知或概念特性，通常假定只依赖于内隐记忆。

下视图（**inferior view**）：从正下方观察大脑。

枕外隆突（**inion**）：颅骨后部的隆起。

颈动脉内异戊巴比妥测试（**intracarotid amobarbital test**）：该测试需在颈内动脉中注射异戊巴比妥钠，中断对应半球中的加工，然后评估 mTLE 患者语言和长时记忆功能。

颅内 EEG（**intracranial EEG**）：用植入大脑的深度电极记录信息。

内省（**introspection**）：检视个体自身的心理过程。

逆向问题（**inverse problem**）：偶极子源有无数个，会增加用 ERPs 或 MEG 在头皮上测量的相同的激活模式。

项目记忆（**item memory**）：对项目是"旧"还是"新"的记忆。

"知道"（**"knowing"**）：长时记忆中，对应非细节提取的主观经验。

侧枕联合区（**lateral occipital complex**）：优先加工形状的视觉感觉区域。

侧视图（**lateral view**）：从侧面观察大脑。

左侧顶区新/旧效应（**left-parietal old-new effect**）：发生于 500 到 800 毫秒间，左侧顶区电极出现最大振幅，而且与对旧项目基于熟悉性的提取或对新项目的正确拒绝相比，对旧项目基于回想的提取中的振幅较大。

左视野（**left visual field**）：左半边空间。

LOC：见侧枕联合区。

长时程抑制（**long-term depression**）：激活后神经元反应强度的减少。

长时记忆（**long-term memory**）：一种外显记忆，延迟期不主动保持信息。

长时程增强（**long-term potentiation**）：激活后神经元反应强度的增加。

脑磁图（**magnetoencephalography**）：一种测量方法，采用和事件相关电场相同的数据采集方法，但测量的是与磁场对应的任何脑激活，通常指在特定频率范围内振荡的脑激活。

内侧颞叶（**medial temporal lobe**）：颞叶的上内侧部分，包括鼻周皮层、海马旁回皮层、海马。

前颞叶癫痫（anterior temporal lobe epilepsy）：一种癫痫，由内侧颞叶中的异常脑功能引起。

内视图（medial view）：从侧视图的相反方向观察大脑半球。

MEG：见脑磁图。

记忆巩固（memory consolidation）：需经数年的基于长时记忆的各脑区中的变化。

记忆建构（memory construction）：在一段较长的时间里，对情景记忆的心理保持和精细加工。

记忆内容（memory contents）：见记忆内容（contents of memory）。

记忆回放（memory replay）：之前事件激活的脑区在相同或相反时间序列下重新激活。

轨迹记忆法（method of loci）：记忆策略，把将要记住的项目与之前存储对象的序列相关联，就像一个人在心理上走过某熟悉环境。

中前额新/旧效应（mid-frontal old-new effect）：发生于 300 到 500 毫秒间，额部电极出现最大振幅，而且与对新项目的正确拒绝相比，对旧项目基于熟悉性的准确提取中的振幅较大。亦见 FN400。

轻度创伤性脑损伤（mild traumatic brain injury）：头部撞击引发损伤，意识丧失少于 30 分钟、创伤后失忆小于 24 小时。

动机性遗忘（motivated forgetting）：受试者有意试图遗忘某些项目，则遗忘这些项目的概率会增加。

颞中区（MT）：优先加工运动的视觉感觉区域。

mTBI：见轻度创伤性脑损伤。

mTLE：见内侧颞叶癫痫。

多体素模式分析（multi-voxel pattern analysis）：跨很多体素对

fMRI 激活模式进行分析。

n-back 任务（n-backtask）：一种任务，项目依次呈现，若当前项目与之前呈现的第 n 个项目匹配，则要求受试者做出反应。

鼻根点（nasion）：鼻子顶部的凹陷处。

神经原纤维缠结（neurofibrillary tangles）：tau 蛋白堆积导致。

神经递质（neurotransmitter）：一种容许神经元间通信的化学物质。

非陈述性记忆（nondeclarative memory）：用于动物的术语，与用于人类的"内隐记忆"相当。

零发现（null finding）：结果在统计上不显著。

枕极（occipital pole）：枕叶最后面的部分。

旧命中（old-hits）：旧项目正确归类为"旧"。

旧遗漏（old-misses）：旧项目错误归类为"新"。

新/旧识别（old-new recognition）：旧项目和新项目呈现时，受试者对每个项目做"旧"或"新"的判断。

定向光栅（orientation grating）：平行的交替黑亮条作为刺激。

海马旁回位置区（parahippocampal place area）：优先加工视觉背景（比如位置或场景）的视觉区域。

模式分类算法（pattern classification algorithm）：计算机程序，计算与来自一组试验的每个试验类型相关的脑激活模式，然后根据每个试验的激活模式与之前计算出的模式的匹配情况分类剩下的试验。

模式完成（pattern completion）：对新相似项目错误反应为"旧"。

模式分离（pattern separation）：对新相似项目正确反应为"相似"。

穿通通路（**perforant path**）：内嗅皮层和海马间的白质通路。

周边视野（**peripheral visual field**）：你观看/注视时视野区域周边地带。

相位延迟（**phase lag**）：两个不同脑区中激活时序间偏移的时间（单位为毫秒）或角度（0～360度，即，0～1个周期）。

锁相（**phase-locked**）：见同相。

颅相学（**phrenology**）：两个世纪前的伪科学，其认为颅骨的每个突起与特定的行为特征相关。

PiB：见匹兹堡复合物B。

匹兹堡复合物B（**Pittsburgh Compound B**）：与β淀粉样蛋白结合的一种放射性物质，可用正电子发射断层扫描测量不同脑区中该蛋白的数量。

位置细胞（**place cells**）：海马中的神经元，动物在特定位置时会激活。

正电子发射断层扫描（**positron emission tomography**）：具有较好空间分辨率和较差时间分辨率的方法，测量发生于激活脑区中与血流增加相关的放射性排放。

PPA：见海马旁回位置区。

耳前点（**preauricular point**）：外耳耳屏正上方小曲线的最前点。

过程纯粹（**process-pure**）：只与内隐记忆或外显记忆相关的假定任务。

回忆（**recall**）：基于关联记忆线索的信息提取。

受体（**receptor**）：嵌入细胞壁中的蛋白质，作为正或负离子的通道。

回想（**recollection**）：细节记忆的所有形式。

快速眼动（**rapid eye movement**）（**REM**）：快速眼动。

"记得"（**"remembering"**）：长时记忆中，对应细节提取的主观经验。

重复启动（**repetition priming**）：重复某项目时，其加工过程会更高效、更流畅。

重复抑制（**repetition suppression**）：见重复启动。

网膜代表图（**retinotopic maps**）：早期视觉区域中的激活，其在视野中的相邻位置映射到皮层上的相邻位置。

提取诱发遗忘（**retrieval-induced forgetting**）：提取某一项目会对相关项目产生抑制作用，并增加遗忘这些项目的概率。

逆行性失忆症（**retrograde amnesia**）：脑损伤前的长时记忆的受损。

右侧额区新/旧效应（**right-frontal old-new effect**）：发生于1000到1600毫秒间，右侧额区电极出现最大振幅，而且与对新项目的正确拒绝相比，对旧项目基于回想或基于熟悉性的提取中的振幅较大。

右颞顶叶联合部（**right temporal parietal junction**）：位于颞叶、顶叶、枕叶交汇处的脑区，人们普遍认为其专门加工其他人的想法。

右视野（**right visualfield**）：右半边空间。

rTPJ：见右颞顶叶联合部。

致痫灶（**seizure focus**）：癫痫的引发脑区。

语义记忆（**semantic memory**）：提取在很长一段时期内学到的事实信息。

语义加工（**semantic processing**）：加工一个单词或对象的意义或概念表征。

感觉重激活假说（**sensory reactivation hypothesis**）：一种假说，

认为对某一事件的记忆可以激活与该事件相关感知有关联的相同脑区。

性别差异（**sex differences**）：女性和男性间的不同。

锐化模型（**sharpening model**）：重复启动的神经元模型，对于未达最大激活的神经元，重复项目与激活强度的减少相关；而对于达到最大激活的神经元，激活强度相同。

短时记忆（**short-term memory**）：见工作记忆。

单细胞记录（**single-cell recording**）：用于动物的方法，具有出色的空间分辨率和出色的时间分辨率，一个电极测量来自单一神经元的激活。

慢波睡眠（**slow wave sleep**）：非快速眼动睡眠的阶段 3 和阶段 4，与脑激活的慢波（小于 1 赫兹）相关，可使用 EEG 在整个头皮上测量。

来源记忆（**source memory**）：见背景记忆。

自发性对象识别任务（**spontaneous object recognition task**）：用于测试动物新/旧识别的范式，表现基于对新项目或旧项目的偏好。

纹状皮层（**striate cortex**）：见 V1。

强推论（**strong inference**）：科学方法的另一个名称。

结构方程建模（**structural equation modeling**）：比较不同脑区中激活时序的分析技术，致力于测量脑区间的交互作用。

相继记忆分析（**subsequent memory analysis**）：根据测试阶段的反应，将学习阶段的项目归类为相继记得项目和相继遗忘项目。

超常记忆（**superior memory**）：某个体在某领域的卓越记忆能力。

上视图（**superior view**）：从正上方观察大脑。

突触间隙（**synaptic cleft**）：突触前神经元的轴突终末和突触后神经元的树突之间的间隙。

系统神经科学（**systems neuroscience**）：行为神经科学的子领域，科学家判定哪些脑区间存在交互作用、何时交互、如何交互。

tACS：见经颅交流电刺激。

微管相关蛋白 tau（**tau protein**）：堆积在阿尔茨海默氏病患者内侧颞叶中的蛋白。

tDCS：见经颅直流电刺激。

TGA：见暂时性完全失忆症。

丘脑—皮层睡眠纺锤波（**thalamic-cortical sleep spindles**）：频率为 11～16 赫兹的丘脑—皮层激活，对应慢波睡眠中丘脑和皮层的交互作用。

θ 频带（theta frequency band）：脑激活，于 4—8 赫兹间振荡。

时间细胞（**time cells**）：在一个事件开始后，会在某些特定时刻激活的神经元。

TMS：见经颅磁刺激。

自上而下的交互作用（**top-down interaction**）：当控制区域调制感觉区域中的激活时。

地形图（**topographic map**）：整个头皮上的激活强度。

经颅交流电刺激（**transcranial alternating current stimulation**）：具有较差空间分辨率和较差时间分辨率的方法，两电极间使用微弱交流电暂时中断皮层区域。

经颅直流电刺激（**transcranial direct current stimulation**）：具有较差空间分辨率和较差时间分辨率的方法，两电极间使用微弱直流电暂时中断皮层区域。

经颅磁刺激（**transcranial magnetic stimulation**）：具有有限空间

分辨率和较差时间分辨率的方法，使用由刺激线圈生成的本地磁场，暂时失活或激活皮层区域。

暂时性完全失忆症（**transient global amnesia**）：暂时的记忆丧失，往往由高度情绪化或身体激发事件所触发。

单侧（**unilateral**）：与一个半球都相关。

V1：第一个视觉感觉加工区域。

V8：优先加工颜色的视觉感觉区域。

腹侧：朝向大脑底部。

头顶点（**vertex**）：头部的最高处，定义为两条线的交点，一条连接两耳的耳前点，另一条连接鼻根点和枕外隆突。

内容通路（**what pathway**）：从 V1 到腹侧纹外皮层到腹侧颞叶皮层的视觉区域，加工项目内容。

空间通路（**where pathway**）：从 V1 到背侧纹外皮层到顶叶皮层的视觉区域，加工项目空间位置。

工作记忆（**working memory**）：一种记忆类型，在延迟期内主动保持信息。